Anthony
David

安東尼．大衛——著　　譯——陳岳辰

我們與瘋狂的距離

Into the Abyss

A Neuropsychiatrist's Notes on Troubled Minds

一個神經精神病學家面對精神疾患的反省與診療筆記。

跨越「正常」與「不正常」之間的深淵，才能看見理解與療癒的可能

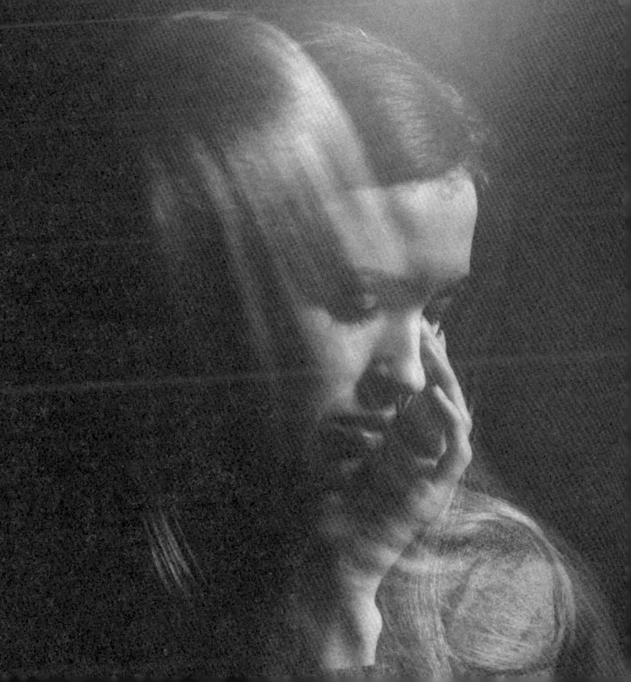

專文推薦

他們需要更多的瞭解、溝通和包容

江漢光醫師

從事精神醫學研究與臨床工作近四十年，由當年的充滿熱情與積極態度，想瞭解和治癒患者，到現在的感慨和侷限於浩瀚的知識進展，而療癒之進程卻有限，不禁喟嘆人們終究無法戰勝先天之基因體質魔咒與社會環境的枷鎖。大腦和神經精神疾病，其成因不管是原發性的或續發性的，都有近乎不可逆性（irreversible）的大腦神經系統結構和功能上之障礙與病變，複雜又難懂，從而介入困難，療程緩慢，又恢復性低。加上精神症狀世人多難以接受和認同，總認為是當事人自己意志力不堅、性格軟弱、不懂如何適應和調整，想不開又鑽牛角尖，並且由於精神疾病易流於慢性化，預後普遍不佳，久而久之，會形成一定程度的精神人格狀態之渙散退化，甚至敗壞扭曲，積弱不振，所以極易被貼標籤而給人負面印象。於是精神疾病患者逐漸活在一個不受人理解和重視的世界，甚至逐漸苟延殘喘地生活在你我周圍，過著一個低價值和低尊嚴的灰暗人生，家人和親友往往心痛卻幫不上忙，於是乎他們與瘋狂的距離就越來越近了。

但無論是醫療人員和社會大眾，如果對於精神人格疾患有多一分的瞭解，就可能有多一分的認同，對於他們也會多一分的同理心，這樣他們可能也不會距離我們越來越遠。

迄今已清清楚楚地知道，精神疾病是一種大腦的疾病（brain disorder），當事人自然無由選擇自己的體質和疾病，而且沒有人會故意發瘋或失控，實際上如果一個人曾經有過瘋狂的經驗，終其一生他會極力避免再有同樣的情形發生，因為這是對自己絕對不利又影響不好的。

事實上，跟眾人想像的不一樣，大腦運作的功能多數時候不是由自己的意志力所左右，而是自然運作的，就如同心臟幫浦循環、腸胃蠕動排泄和肝臟的代謝功能般，要出問題就出問題，不由得己的。一般人覺得意志力可以全然左右自己的認知心智和情緒行為是無知又無據的；如果一個人的神經結構的特質是敏感脆弱容易波動的，就像一個螺絲盤上的螺絲釘原本就固定不好容易鬆脫，只要風吹草動螺絲盤就容易晃動，從而造成他某種心智精神狀態是與眾不同的，或者容易產生問題和病變——本書作者所描述的七個案例就活生生是此種情形。

所以今天在精神醫學上強調「生物心理社會模式」（Bio-Psycho-Social Model），主張精神疾病的發生，尤以生物體質、甚或基因遺傳的問題為其核心特質，再加上外在的環境因素和壓力事件，就容易越過其發病的生物閾值（Biological threshold，門檻高度）而呈現出症狀。所以我們經常看到某些人只要經歷一次的考試失敗、感情受挫，或者一些金錢與人際問題，就會出現明顯的情緒障礙或自殺意念，因為他們對於生命的意義、預設與期望值，以及情緒的彈性調整情形，跟你我不同，而不是他們無法體會或學習不到人生原本就無常的真理，把他們說成「草莓族」或者軟弱「俗仔」太沉重了。此外，對於精神症狀旁人最容易指手畫腳，或自以為是的想當然耳，提出一些無聊的意見或建議，對當事人不僅無益，反而造成負面作用。最常見的是叫一個有憂鬱症的病人「想開點」，結果對方試著去做卻往往做不到，反而更增加續發性挫折感，從而更加憂鬱或更想自殺了。此時，陪伴、傾聽、同理心的對待是比較有用的方式，最後帶他就醫尋求治療才是最根本之道。

當然，精神症狀會出現的是心理情緒和性格行為上的表徵，適時的心理治療和諮商輔導，尤其是發揚扶助和支持的人性光輝，同樣有所助益。就像糖尿病的治療不只是吃藥打針，飲食和運動的調整同時進行也很重要。尤其是中樞神經系統的藥物治療雖然已有長足的進展，但對於當事人的負向症狀（精神人格狀態的退化和職業與社會功能的不良）仍然幫忙有限，必須給予適切的關懷介入，和社會資源系統的濟弱扶傾，才會產生實質的助益。

盡人皆知，現在社會進步飛速，結構亦益複雜，不太可能回到以前的清明單純，人心也不可能再復古，所以自然而然衍生出太多的擾嚷喧囂和你爭我奪、競逐生存、強凌弱肉的高壓情境。對於那些原本就敏感脆弱、神經和心智功能不太健全的精神疾病患者，無寧說是雪上加霜、捉襟見肘的不利情境。所以大家都覺得越文明進步的社會，各種各樣的精神疾病一定會越來越多，處理治療起來會更加棘手，也只有更多的瞭解、溝通和包容，以及更精準的醫療治療模式，才能與時俱進，對精神疾病患者有所幫忙。精神醫學原本就涉及社會學、文化學、倫理學、性別學，以及民族和種族學等不同領域的範疇，由本書中更可以瞭解其概貌，作為我們的知識延伸和參考借鑑。

本書作者不但執業有年，學識經驗豐富，又頗富人性的關懷和社會文化的歷練，將其一生中遇到具啟發性和教育性的案例，鉅細靡遺地整理並集結成冊供大眾學習參考，具有很高的學術價值和臨床參考性，拜讀之餘，也增加了自己更多的知識進展，故樂於推薦給其他的醫師和社會大眾閱讀以教學相長。

本文作者為知名神經精神科醫師

專文推薦

揭開精神疾病病人身心靈的神祕面紗

胡海國教授

朋友相遇時說：「你今天精神好！」意味著你給朋友一個具有正向情緒、正向行動力、正向思考的印象；你講話有力、動作敏捷、有幽默感。相反的，若朋友關心你精神不好，代表你給對方表情不精采、行動力薄弱的印象；你講話無力、行動遲緩、心情消沉，失去了朝氣與幽默感。

精神是一個人身心靈狀態之整體表現。精神好，或謂精神健康，代表一個人「腦健康、心理健康與靈性健康」之總和。精神功能是腦器官之生理功能表現，猶如消化功能是腸胃器官之生理功能表現。腸胃生病，就是消化功能有障礙了，會產生種種的腹部不適與營養吸收功能之障礙。相同的，腦生病了，就有種種精神功能障礙，諸如情緒困擾、行為困擾、思覺（認知）功能障礙與生理驅力（睡眠、胃口、生命動力、動機、自律神經系統等等）的功能障礙。

然而，腦的結構與功能，並不能自外於生活環境之變化，經由眼耳口鼻舌身之生理作用（感覺、知覺與思想），一個人和外界環境之互動與融合，造成了心理之作用，產生一個人的心境。若與生活環境調適不良，就會產生心理困擾，形成精神健康的一部分問題。

經由腦與心之互動，腦的精神功能創造個人生活在其社會、家庭環境的心境與心理作用，這心之作用亦帶動腦結構與功能之變化，可謂心腦交融為一體，亦即身心一體。在腦結構與功能的改變中，經由神經細胞迴路之增長，累積了人生經驗多元性、幽默性、創意性、彈性與韌性，進而衍生出超越性之品質，並獲得一種自在之靈性。

一個人由小而大的成長過程，腦、心、靈三種元素一直在互動中互相激盪著，發展出越來越健壯之精神。精神健壯之歷程是緩慢的，是日日成形的，其精神健壯之發展是堅定的。一個人精神不健康，也就是精神不健壯，其成形的歷程也是緩慢的，但是其病理性（不健康性）也因為融入了每天「心／腦」不健康、病理性之互動，假以時日，長期不健康之發展，其精神不健康之狀態也是固著而堅實的，是不容易調整的。

為什麼一個人不容易被瞭解？甚至自己也不容易瞭解自己？主要緣由是一個人的「身心靈」融合為一體，是三位一體的，而且有複雜的腦功能變異性、複雜的心理功能變異性，以及複雜的靈性變異性。一個人的精神內涵也因此永遠不透明，永遠蒙上一層神祕的面紗。也因此「神祕面紗」之本質，精神疾病的病人其精神病理內涵，是不容易被瞭解的。百年來，精神醫學的研究運用現象學的方法論為基礎，努力釐清精神疾病的本質。

截至目前為止，最重要的進展是以特定精神症狀定義特定類別的精神疾病，例如思覺失調症、躁鬱症、抑鬱症、強迫症等等。這些特定疾病有特定病程與治療方法。目前精神醫學一直努力拓展各種疾病之神經生物學（含腦影像、神經介質、神經免疫、神經基因學、神經生物能量代謝等等）的病理生理機轉。另外，也正積極探討各類精神疾病患者成長過程的心理病理機轉與社會病理機轉，以層層瞭解精神疾病之所以失去精神健康之多層面病理。

本書《我們與瘋狂的距離》以案例為基礎，層層剖析作者（一位資深的精神科醫師）對病人之精神病理所見，企圖給讀者搭建一個深入精神病患的「精神病理內涵」之階梯，引導讀者一窺精神醫學的奧祕之境。

本書確實可以給大眾、精神醫療行政人員與非精神科醫療團隊的其他心理衛生工作人員，提供有用之精神醫學與精神醫療資訊。這些資訊可以引導大眾對精神疾病患者的身心靈（精神內涵）有進一步瞭解，更能體恤病患及其家屬，因而更能接納他們。對非精神醫療之其他心理衛生工作者，這些資訊可以增進他們協助精神疾病病人及其家人之能力。

我認為《我們與瘋狂的距離》是有用之好書。作者經驗豐富而真實，文筆精煉，是一本好讀的書，謹此推薦。

本文作者為財團法人精神健康基金會董事長暨台灣大學醫學院名譽教授

目錄

普通人生了病多半會積極配合治療，但珍妮佛活在自己的世界裡，是個特殊的個體。她多疑、不信任別人、獨來獨往、只相信自己聽到看到的。生理方面，很不幸的她找不到合適的藥物，又罹患通常老人家才會有的疾病。精神方面，或許是遺傳所致，她耳邊總是有個責難的聲音……

第二章 永遠的草莓地——替身症候群與虛無幻想症候群 051

派崔克的額葉與顳葉都有受損，辨識面孔出現困難，有可能在各種情況下對人和物的辨識都不像以往精確。再者，由於白質損傷，感官認知區塊或許與杏仁核這種產生情緒的部位失去連結，造成即便他能認得妻子長相，卻勾不起以往熟悉和安心的感受……

· 幻覺與妄想 056
· 腦損傷與行為表現 059
· 人格解離與現實解離 066
· 記憶與思考的平衡點 071
· 享受人生應當如是 075

第三章 失去信仰——憂鬱症與自殺 081

他向我說起自己的幻想，他以為自殺成功以後能在天上看著家人圍在他的墳前哀悼，妻子會為自己付出情感太少而自責，青春期的幾個孩子則會痛哭遺憾沒有多陪陪父親，以前一臉不屑的老闆崩潰地求他原諒，甚至全世界都會感慨並追思生前未獲賞識的善心人士……

第四章 就只有我倆——醫療關係中的種族思維

研究團隊追蹤大量雙極性疾患病人長達數十年，發現若患者情況嚴重到必須住院的話，其情緒規律性擺盪的情況可能占一生五分之一的時間。平均而言，每次發病持續三個月，每年約發作零點四次。病發期間通常情緒也會回復正常，可惜很短暫，最快的話平靜幾小時又進入下一場風暴……

第五章
人如其食——神經性厭食症與個人選擇
125

凱特琳不在乎外表，也不花時間在鏡子前面。她還說溜嘴，原來連洗澡也能免則免，必要時才洗。不過她沒有繼續瘦下去，至少看不出來。但她依舊沒有月經，這是因為演化知道安全生育需要一定體重做支撐，於是凱特琳體內的平衡系統暫時關閉卵巢……

・非典型進食障礙 130
・身體圖式與身體意象 134
・尋找問題癥結 137
・噁心與精神疾病 143
・這是她選擇的生活形態 145

第六章
無聲的音樂——無解的精神病症與電痙攣療法
151

又過了幾年，艾瑪還是一樣狀態。為什麼？或許渴求母親陪伴，或許被父親洗腦了，或許她患有很特殊的電痙攣療法緊張症還是憂鬱症，或許她腦部真的有至今醫界無法辨識的慢性病毒感染，或許她的腦疾即使最新儀器也掃描不出來，或許她無法跳脫自己對疾病的錯誤認知，或許是種抗議，或許她根本發瘋了……

第七章
一家人——
轉化症與功能性神經障礙

轉化的假設有其道理，尤其放在克里斯多弗這種突發怪病又容易建立因果關係的情況特別有說服力。不過無論醫生或病人都得切記：即使有一套能滿足條件、符合敘事、解釋疑難雜症的理論，也不代表就是正確答案。何謂「真正」的疾病，以及病人扮演的角色、肩負的責任，這些都取決於社會整體文化……

序

無論星期幾或哪一天，翻開報章雜誌都會看到討論「精神健康」（或者更貼切的說法是「精神不健康」）的文章。根據報導，相關疾病影響的族群越來越廣，已經不分男女老幼。從前大家覺得沒有什麼的行為，現在都能變成診斷依據，於是服藥或諮商蔚為風潮，主角或許是我們自己，也或許是周遭親朋好友。輿論一則批評過度診斷和生活醫療化[1]，二則將矛頭指向現代社會；他們說根本問題在於社交媒體、性濫用、藥物濫用、貧窮、富裕、父權體制、女性主義、宗教……理由不勝枚舉。

即便跳脫眾說紛紜，身為研究這些現象的從業者，有些事情我至今仍感訝異。前面提到的論述自有其根據，但都是從社會或政治的角度出發。相對而言，一般人與親友談到生活中的疑難雜症時，往往傾向把焦點放在個人經驗、家庭問題與情感關係。據我所見，會考慮到生理因素、生物化學、基因遺傳與大腦狀態

1.譯按：medicalisation of life，意指將某個事件或領域定義為醫療問題或疾病而加以處理，常見者包括生育、更年期、衰老等等。

的人並不那麼多。

現代精神醫學是一門綜合性的學問，結合生物學、心理學、社會學，針對精神疾病建立起所謂的「生理心理社會」模型。（原注1）這個模型展現了知識廣度和不受傳統局限的態度，醫界引以為傲。然而，實際操作卻有相當難度：每次接觸新的病患，我們必須能夠判斷三個要素之中哪一個特別突出，若無法判斷，模型背後的長篇大論根本搔不到癢處。

我們在做研究時，為了排除外在環境影響而專注分析基因造成的差異，會選擇DNA相同的雙胞胎為樣本。相反的，當研究焦點擺在社會環境時，則會揀選適合的群體來觀察戰爭、經濟衰退、藥物法規或新療法會帶來什麼結果。此外，還有符合刻板印象的「科學」研究，利用實驗室的動物、腦部掃描儀器或其他新科技來進行。可惜即便相關研究皆屬上乘，結論也只是指出平均狀況為何。實際面對個案，每個人的遺傳、環境、身心狀態都是獨特的組合，最強大的科學都未必能回答最基本的問題：他們為什麼會有這種感受？這個人為什麼會做出這樣的事情？那個人為什麼會變那樣？在最極端的情況下，從理論到實務之間，彷

佛隔著一道懸崖。二十世紀研究精神醫學和哲學的卡爾．雅斯培（Karl Jaspers）甚至將之形容為深淵。（原注2）

本書並非攀山指引，不過這個**比喻**用在這裡十分合適——我們看得見深淵，卻無法窺盡其全貌，那裡是一片黑暗，或許潛藏了危機。雅斯培描述的深淵是一個難以進入的世界，讓「我們」無法去理解「瘋狂」（mad）或「精神異常」（insane）。在我看來，深淵還有警告的意味，突顯人類的力有未逮，但也因此值得挑戰。

研讀精神醫學的路上，我最初仰慕的對象是隆納．連恩（R.D. Laing）。這位蘇格蘭格拉斯哥（Glasgow）出身的思想家在一九六〇和七〇年代頗負盛名，原先他也敬仰雅斯培，後來認為自己有辦法與病情最嚴重、最缺乏現實感的病患溝通。（原注3）連恩相信捨棄客觀性就能跨越這道懸崖，然而客觀是科學方法的先決條件。我曾經以為自己能夠追隨連恩的腳步踏上狂放路線，結果不然，恐怕是太習慣於實證主義與邏輯推論的穩健。畢竟我在英國最頂尖的精神病學機構接受的是科學訓練，不過我也沒有因此放棄嘗試理解別人心裡到底在想什麼。

雅斯培將我們對於人類行為的理解區分為「意義」和「因果」兩大類。從意義上去理解別人，要透過同情和同理、分享故事、追溯造成現況的過去經驗等等，這種方法預設經驗是一條不間斷的時間軸。理論看似很有說服力，有時也是看待生命的一種美好方式，不過也可能只是錯覺——我們的人生時時刻刻受到基因、疾病、乃至於機運的因果所左右。換言之，我們的身心不斷受到各式各樣因素影響，不論我們相信與否。

現代精神醫學試著從神經科學的角度尋求一些人性問題的解答，這麼做確實是走在正確的道路上，也是我作為神經精神病學家的初衷。然而，神經科學領域還有太多的未知，現代精神藥理學就是一例。負責我們腦袋裡訊息傳遞的化學信使，叫做神經傳導物質，常常有人以「幽默」的古代解釋[2]作為類比：古希臘人相信血液與膽汁會驅動憂鬱與樂觀的情緒，現代人則改為多巴胺（dopamine）與血清素（serotonin）。研究顯示，多巴胺能增強人的動機，血清素則會影響情緒。除此之外，還有腎上腺素會讓人「亢奮」，腦內啡（endorphin）會帶來所謂「high」的感覺，還有其他更多。

2.譯按：古希臘醫學認為人體內有四種液體控制健康與情緒，包括血、黃膽汁、痰及黑膽汁。黑膽汁過多會造成抑鬱，治療方法就是笑，因此將其希臘原文（χυμός，原意為「汁液」）翻譯成humor，也就是「幽默」。

以多巴胺來說，不足會引起帕金森氏症，過多則會引發思覺失調[3]。可是本書第一章提到的那位病人同時罹患兩者，怎麼辦？不瞭解多巴胺的作用就無法理解她的狀況，然而若沒有她因內分泌不平衡之後扭曲恍惚的體驗，我們也無從擴大對疾病的認識。

生物學上有個無可否認的事實：人腦是一塊重要的脂肪物質，它躲在骨骼的保護內，安坐於每個人的脖子上方。它雖是固體卻十分脆弱，顱骨提供的防護力也有限，至少承受不了汽車高速衝撞。腦部受創的話，運氣好些可以像第二章那位先生以及他的大腦一樣踏上復原之旅。乍看之下，如此區隔身體和大腦似乎過度二元論，其實這是因為感官和本能被視為太過理所當然，久而久之我們不會意識到幕後其實有顆大腦在進行所有的思考運算。數百年來哲學家對身心合一的概念提出許多質疑，但通常觀察腦損傷的病患最容易有所體悟，明白「身」和「心」無法統整是怎麼一回事。病人的認知和預期時常無法對應於所處的社會和物質世界，功能異常的大腦又無法修正誤差。有些案例則是大腦受傷以後出現難以理解的怪異反應，而經過腦部斷層掃描後就會發現一切說得通了。由此觀之，

3.譯按：schizophrenia，舊譯為「精神分裂」，但在臺灣已經正式更名，典型症狀包括錯誤信念、混亂不可解的思維、妄想、幻覺、社會參與和情緒表達降低、動機減退等等。

這道深淵或許沒有那麼深。

若本書主要目的是在精神疾患和所謂正常人之間搭起理解的橋梁，自然也就引申出另一個重要主題：個人看法與社會觀點之間的拉扯如何調節。舉例而言，種族歧視和種族認同這種強大的社會力量也會進入醫院和諮商環境，如第四章的案例。精神病患也會受到偏見影響，情緒極度擺盪，直到他找到安穩的力量，一種更自然和諧又具有撫慰效果的治療關係。然而，這樣的關係不也是一種權力不對等嗎？其他常見的強大社會力量還有對女性身體形象的偏執，以及對物質消費的道德觀點，兩者結合起來就是診間裡看到的「飲食障礙」[4]。這類社會期待的底下潛藏著飢餓、繁衍等生物本能，與身體形象一樣成為人類終其一生不斷內化的概念，這是第五章的主軸。但既然是社會灌輸的結果，就代表我們有可能跳脫既定的思維。

個人與社會的衝突在自殺的案例特別顯著。正是因為十九世紀末有人研究了文化和人口統計與自殺的關聯，社會學才得以成為一門正式的學科。回頭看看報章媒體，不難發現大眾對於自殺已經建立起一套似是而非的共識，比方說：男

4. 譯按：eating disorder，包括厭食症、暴食症和異食癖等等。

性的自殺機率是女性的兩倍，原因在於「男子氣概的危機」、文化禁止男性表達情感等等。可是層面更廣的社會因素，譬如失業率、酗酒、藥物濫用卻往往被忽略，精神疾病作為最高的風險因子同樣不受重視。其實自殺這個元素出現在很多經典文學作品中，光是莎士比亞就有《哈姆雷特》、《羅密歐與茱莉葉》、《安東尼與克麗奧佩托拉》等好幾部。即便如此，鮮少有人從精神層面加以探討，預防自殺最有效的手段都停留在人口學層面：捨煤氣改用天然瓦斯、地鐵月臺加裝護欄、甚至直接禁止藥局販售乙醯胺酚[5]。於是自殺脫離了文學的崇高，變得世俗而陳腐，也與歷史的洪流無關，只是個人孤獨的掙扎，然後我們永遠無法知道為什麼一個人寧願結束自己的生命。或許正因如此，第三章我想要好好說些這方面的故事。

意義和因果兩種解釋模式之間必然有所扞格，倘若同時交鋒必定是直接衝撞。若衝突發生在諮商室裡，倒霉的精神醫師不過是個無辜的旁觀者；但這種說法彷彿醫生沒有責任，也沒有太大貢獻。反過來看，有人認為精神醫學本身**就是**問題所在，是體制的打手、名副其實的「思想警察」。這類控訴或許是過了頭，

5.譯按：paracetamol，止痛藥物，即常見的普拿疼或撲熱息痛主要成分。

但並非沒有旁證支持：所有醫療科別裡，只有精神科醫師有權對病人採取拘留或強制性處置，我們可以無視病人拒絕強行施以治療（第一、四、六章有案例），也可以將病人和他們的家人拆散。事實上，精神科醫師決定了社會的常模與價值觀，但我們不該是被動的，更不可淪為販售服務的人，我們沒必要像諷刺漫畫裡的精神分析師一樣沒有面孔和名字。同樣的，我們無法隱瞞自身的性別、種族、階級和被賦予的權力；如果我們躲在這些特質後面，連自己與他人之間的距離都不願面對，又談什麼搭起理解的橋梁？扞格與衝突這種詞彙帶有負面含義，也的確不是每個故事都有美好結局，然而其中蘊含的能量仍可以帶來改變。

最後一章提到我在相近時間遇見的兩個病患，他們的故事將本書各個主題串了起來。即使故事走向差距頗大，卻都能作為過去一世紀（甚至可說從古至今）精神健康研究與實務的縮影。除了「幽默」，古希臘人也對一些器官提出過很奇妙的觀點，像是女性子宮會引起「歇斯底里」這種症狀。佛洛伊德原本可以成為收入穩定、地位崇高的神經學者，但他為了研究歇斯底里甘願投身前途茫茫、時常與性扯上關係的心理疾病研究之路。一百多年過去了，我們至今未能克服佛洛伊德遭遇過的難關和迷惘。

本書後幾章會討論到大腦與心智的關係，或者可以說兩者如何爭奪主控權。這種拉鋸會導致家庭失和（但也有可能源於家庭失和），可謂生物醫學界的小劇場。與此相關的則是精神醫學領域最強大卻也最多爭議的治療手段，象徵著生理和心理之間的矛盾：電痙攣療法（electroconvulsive therapy，第六章）以及其現代版本穿顱磁刺激療法（transcranial magnetic stimulation，第七章）。

書中提供許多個案的病史，其相同點在於呈現出個人的信念與共通的信念可以造成嚴重的傷害，卻也能夠幫助我們變得更好，甚至可以說具有療癒的力量。我很清楚自己的陳述只是一面之詞，會因為記憶和書寫的偏差而有所扭曲，而且無論當下、乃至於現在，都還有太多因素讓我看不清事件全貌。選擇這些故事是因為我從中學到很多，也在過程中更瞭解自己，或許也更瞭解別人。部分讀者可能會訝異於我的愚昧無知，我也已經做好面對指教的準備，接受批評雖然不快，但有其必要。我想傳遞、或者說我想藉本書拋磚引玉帶出的是知識：對於精神健康與精神疾病，人類擁有的知識與日俱增，大都裝載在生物學和社會學的教科書與學術期刊中，數量多到無法完整放進實體圖書館裡。我想運用這些在我看來更勝傳統智慧的知識，又不希望引注太多造成讀者負擔。那種感覺就好像很多知識在招手希望被看見，而其餘則是一種令人安心的存在，需要的時候隨手可得。我之所以提起這些是希望破除精神醫學的神話——它帶有神祕感不代表就是一門玄學；但話說回來，明明只是兩個人在諮商室裡聊天，有時卻真的能發揮神奇的作用。

第一章

多巴胺——帕金森氏症與思覺失調

我與珍妮佛的初次見面就在急症病房，她躺在床上一動也不動，是真的靜止不動。雖然說是躺著，但她的身體微微前傾，也就是頭靠著枕頭卻沒有真的躺在上面。這位病患出現複雜、甚至互相矛盾的症狀，而且已經停藥。她體重減輕、有脫水現象，被送入急診後住院。

那時候珍妮佛三十幾歲了。她出生在一般的中產階級家庭，幼年時父母離異，她跟著媽媽直到青春期，當時她母親罹患精神疾病，妄想和沉迷宗教的情況日益嚴重，但始終沒有就醫治療。後來珍妮佛跟著父親的時間比較多。她是個好學生，考進藝術學校主攻攝影，實驗動態物體的長曝光拍攝手法，像是行經的火車、奔跑的孩童、飛翔的鳥兒等等，作品矇朧帶有詭異氛圍。然而到了二十一歲，珍妮佛也如母親那般出現妄想症狀，總覺得別人想要剽竊她的創意和財物，還會聽見住在同一區的知名電影男星對她講話，內容不堪之外居然威脅她不可以畫畫，否則後果自負。珍妮佛覺得無可奈何必須照辦，因為他說他知道她都在想些什麼。此外還有一個女性的聲音，她認不得是誰的聲音，但這兩個聲音竟然聊了起來，對珍妮佛的言行指指點點，好比說：「看看她，現在才起床，以為自己是誰啊？」更奇怪的是，後來這兩個聲音似乎轉入實體界，會侵犯她的身體，拉扯她的性器官。這些莫名其妙的經驗都是診斷依據，結論是典型的精神障礙：思覺失調。

珍妮佛曾到精神科看診，然而在嘗試過藥物也提供諸多援助的情況下，她仍無法完成學業。失去生活重心的她開始離群索居，領社會救濟住在小房間裡，不願與當地的精神醫療團隊有太多接觸，因為不信任他們。所幸她還願意服用抗精神病藥物，可惜只能「緩和」那兩個聲音，無法徹底消除。

其實珍妮佛什麼人都不信任，老是覺得有人進她家亂翻東西、亂動家具和竊取她為數不多的財產。她出門得將全部家當都塞進一個大背包裡，包括信件、文件、CD、素描等等，只有這樣做她才安心。她胸前總是掛著一臺曾經名貴但已經老舊的相機，乍看會以為她是個攝影記者之類，因為她見人就拍、每到一處新地方也拍個不停。她對這種行為的解釋是要留下生活紀錄，必要時才能找到人事時地物的證據。但究竟要證明什麼？是怕被告，還是想告人？她也說不清楚。

過了幾年，情況稍有好轉。珍妮佛可以照顧自己，像是出門採買必需品，但她還是時不時就拍照，也會畫些粉彩自畫像。她刻意避免與人接觸，但一位社區精神科護理師過去探訪很多次，勉強與她有些互動。接下來幾年，在護理師協助下，珍妮佛換過幾次藥以控制症狀，然而治療團隊發現她身上出現明顯的副作用：珍妮佛抱怨自己動作僵硬還會不斷滴口水，右手開始顫抖無法好好作畫。看來藥物確實阻斷了腦部的多巴胺受體，卻也引發帕金森氏症的症狀。

神經傳導物質與抗精神病藥物

抗精神病藥物在一九五〇年代初問世，是首次出現具有鎮定作用又不會讓人嗜睡的藥品。相關研究主題之一，是名為多巴胺的神經傳導物質，任職於美國國家衛生研究院的瑞典籍藥理學家阿爾維德·卡爾森（Arvid Carlsson）對此很有興趣，他證明了實驗動物的多巴胺分泌若被藥物阻斷，就會失去行動能力。他據此推論，典型症狀為動作遲緩的帕金森氏症，病因就是缺乏多巴胺。（原注1）

當時已知帕金森氏症患者的中腦有一個小區塊會出現細胞凋亡的現象；

該區塊因色澤而被稱為黑質（substantia nigra），顏色成因則是高濃度的神經黑色素（neuromelanin），也就是多巴胺的前體[1]。黑質細胞將前體輸送到基底核（basal ganglia）；基底核顧名思義是位於大腦底部的兩塊神經核團。基底核內有大量多巴胺，是控制身體動作的關鍵區塊。一九六〇年代初期，醫師經由實驗和臨床經驗，終於能夠為帕金森氏症病人補充多巴胺，而且治療效果極佳。這個以往無法治療的疾病總算也有了標準療法，卡爾森博士因此成為公元兩千年諾貝爾生理醫學獎得主之一。

大約同時期，醫界開始使用一種叫做氯丙嗪（chlorpromazine）的藥物作為治療思覺失調的「鎮靜劑」。這是第一次透過藥物治療真的可以有效減輕精神疾病的症狀，然而醫師們也留意到這個藥物的副作用，症狀很像帕金森氏症，於是醫界開始意識到兩種疾病互為表裡：思覺失調源於大腦主要區塊的多巴胺過多，帕金森氏症則是多巴胺太少。這是對於思覺失調最原始的理論版本，至今仍有不錯的解釋力，比方說多數引發類似思覺失調症狀的藥物都會促進多巴胺傳遞，大部分抗精神病藥物則會阻斷或消耗腦部的多巴胺分量。

1.譯按：precursor，亦稱前驅物，能參與反應形成另一種物質。

我們可以將神經傳導物質想像成接力賽跑用的那根棒子。神經傳遞訊號是以電脈衝的形式進行，這個階段像是參賽者起跑，到達定點就要把棒子傳給下一位跑者。兩位跑者之間的這段距離相當於大腦裡的突觸（synapse），也就是神經元之間的細小間隔。當下一個神經元成功接棒，訊號就能繼續往前移動。不過就跟真的接力賽一樣，訊號的傳遞過程未必總是順利：帕金森氏症的情況是跑者不足，等同接力棒的多巴胺也不夠用。而多巴胺補充療法就好比在每個換手點多放幾根棒子，增加接棒成功的機率；多巴胺促進療法則以避免多巴胺在受體前面分解為目標，有點類似改變比賽規則，掉在地上的棒子也判定是「活的」，只要跑者撿起來就好。

而當思覺失調時，就像每位跑者身上帶了太多棒子，交棒時非常混亂，很多「訊號」得到傳遞，大部分卻與比賽無關；換言之，病人接收到的並非真正的訊號。抗精神病藥物可以阻斷這些受體，方式一是發假棒子（不算分、沒訊號）給跑者，二是讓多巴胺和受體難以結合，類似在接棒者手上抹油讓棒子滑脫。

如果就只是多巴胺過量或缺乏的問題，照邏輯來說，治療帕金森氏症恐怕會導致思覺失調的症狀，而服用抗精神病藥物也很可能引發帕金森症候群，也就是類似帕金森氏症的現象。不過多年下來這套理論逐漸站不住腳，因為很多案例無法以此解釋。事實顯示，並非所有思覺失調的患者都是多巴胺過剩，也不是每個病人服用多巴胺阻斷劑都有效。(原注2)

這套理論要跨越的第一關，就是同時罹患帕金森氏症和思覺失調的少數案例。難道要說他們的多巴胺太多又太少嗎？傑出的精神醫學研究員提姆·克羅（Tim Crow）於一九七六年發表了四個病例，病患都是帕金森氏症病發後多年才出現思覺失調。(原注3) 此外，在他們思覺失調發作的時間點，並未接受多巴胺補充或促進治療，若按照理論這根本說不通。由此觀之，思覺失調和帕金森氏症未必是光譜兩端這樣簡單的概念，背後機制更為複雜。

症狀治療與用藥

珍妮佛服用抗精神病藥物之後狀況好轉不少，卻出現嚴重的帕金森症候群，雙手持續顫抖完全無法控制。治療團隊感到憂心，開始謹慎且緩慢地調整用藥，珍妮佛對此自是樂見，因為她本來就不想吃藥，何況吃藥之後感覺很糟糕。醫護人員一開始以為只要處理藥物的副作用，目標放在找到適當的劑量平衡點，既能夠控制幻聽和妄想，又不會有明顯副作用導致行動遲緩。之後幾年有點辛苦，或許可說一切在預料之中：減藥自然代表珍妮佛又開始覺得自己被跟蹤、被批判，於是又與世隔絕，最後連精神科護理師也找不到她的人。更麻煩的是，即便減藥了，珍妮佛的肢體行動並沒有顯著改善。醫療團隊幾乎無法取得與她的聯繫，最後她更是完全不拿藥，心智與體能狀態都持續惡化，行動起來像樹懶，走路彎腰駝背彷彿年紀兩倍大的人。

卡關在這種悲慘情況幾個月以後，她的精神科主任醫師找我商量，我們的結論是珍妮佛屬於特殊案例，最好接受專業神經衡鑑[2]。溝通了許久珍妮佛勉強點頭，神經科醫師初步檢查以後將她轉到大醫院做其他測試。經過各種判斷與解釋，主任醫師不得不暫時接受珍妮佛可能同時罹患帕金森氏症和思覺失調，畢竟她停藥超過一年了，如果是藥物引發的問題早該大幅好轉才對。

2. 編按：neurological assessment，即神經系統檢查，包括對感覺神經元和運動反應的評估，以確定神經系統是否受損，也包括身體檢查和病史回顧。

檢驗項目之一是多巴胺轉運體腦部掃描[3]，流程之一是注射少量放射性示蹤劑進入病患血管，藉此觀察能捕捉游離的多巴胺分子的特殊轉運體蛋白。健康的腦部在掃描影片上能看到「熱點」，也就是基底核內多巴胺轉運體濃度特別高的部位；藥物引起的帕金森症候群也是如此。但真正罹患帕金森氏症的話，熱點則轉弱冷卻，這是由於發病初期，多巴胺分泌量驟降，大腦用不到轉運體了，製造量也會顯著減少。從掃描結果來看，珍妮佛的熱點冷卻很多，而且程度不對稱，左側比較嚴重（大腦左側控制身體右側），吻合她最嚴重的症狀表現。兩側不對稱是帕金森氏症病患的典型特徵，初期尤為明顯，因為病理性的黑質退化多半從某一側先開始。如果是藥物作用，理論上會同時作用於左右兩側。

神經科醫師研判珍妮佛確實罹患某種形式的帕金森氏症，並非單純藥物導致，但有可能是藥物**觸發**；也就是說，她的體質本來就在未來某個時間點會出現帕金森氏症，然而服用抗精神病藥物與多巴胺阻斷藥物之後，將發病時間提早了很多。（不過這個說法還停留在假設階段，尚無足夠的證據證實。）一般而言，帕金森氏症病患都是六、七十歲，僅有少數特例在年輕時就發病，而且這些特例

3.譯按：轉運體是負責將神經傳導物質從突觸輸送回細胞質受質的跨膜蛋白，多巴胺轉運體進行的再攝取是把多巴胺從突觸清除的主要機制。

通常有家族病史或者能檢測出易感基因[4]，但珍妮佛不符合這些條件。

毫不意外，珍妮佛的情緒逐漸消沉，接著是憂鬱，最後出現自殺傾向。幻聽持續不斷，一直斥責她、使喚她，還叫她要自殘。與神經科醫師合作後，我們嘗試以非作用於多巴胺機制的藥物減輕帕金森氏症的症狀。這類藥物是抗膽鹼劑（anticholinergics），在發病初期最為有效，可以緩解流口水與肢體震顫。同時當然不能忽略精神問題，所幸她也飽受幻聽所苦，願意嘗試新的抗精神病藥物。這次我們以氯氮平（clozapine）加以治療；氯氮平常用在「難治型思覺失調」，也是少數不會引發帕金森症候群、造成帕金森氏症惡化的選擇。（原注4）兩藥並用，加上精神科團隊長期協助、鼓勵珍妮佛多找時間前往成人日托中心[5]，她終於過了一段相對穩定的日子。

可惜幾年之後，珍妮佛的身體症狀惡化了，特別是動作緩慢的問題，這對帕金森氏症患者而言是常態。她的神經科主任醫師在處方中加入小劑量的左旋多巴（levodopa 或 L-DOPA），這個藥物主要用於治療帕金森氏症，會在大腦內轉換為多巴胺。但神經科醫師也擔心左旋多巴會加重珍妮佛的幻覺等問題。他的憂

4. 譯按：predisposing gene，指特別容易罹患某種疾病的基因。
5. 編按：day centre，為成人提供過渡期護理和短期康復的機構，有專業照護團隊提供健康、營養、社會和日常生活需求。

慮成真了。

珍妮佛覺得自己被當成白老鼠。某種程度上她是對的，醫療團隊確實不斷調整氯氮平、左旋多巴的分量或嘗試其他藥物。大家都盡力幫她，但沒有人能肯定治療策略到底對不對。於是珍妮佛開始避不見面。偶爾還是會看到她背著背包、掛著相機到日托中心，衣衫不整模樣憔悴，然後在我們擬出新的治療方案前她又不見人影。護理師會登門拜訪，但她常常沒應門，就算願意給面子，也要耐心哄騙才下床。她行動起來非常遲緩辛苦，彷彿身陷黏漿難以動彈。她會回答問題，可是音量越來越小，到最後就像在講悄悄話。這種情況持續兩週左右，期間珍妮佛幾乎沒進食。其實也不能怪她，畢竟一口麵包送到嘴巴都要很久很久，而且因為咀嚼困難所以嘴巴等於被塞住。

直到有一天，護理師過去拜訪卻完全得不到回應，還發現信件都堆在門口。我們不禁擔心，珍妮佛停了帕金森氏症的藥，撇開精神狀態不談，也得考慮她是否有體力照顧自己。她人在哪裡，會不會流落街頭？團隊聯絡過家屬，但沒打聽到任何消息。大家很擔心，萬一珍妮佛根本還在公寓內，只是連應門都做不到怎麼辦？經過討論，決定使出最後手段，根據《精神衛生法》（Mental Health Act）授予的權力破門而入，因為珍妮佛的體能極有可能退化至危及生命安全的程度。

進去之後果然發現珍妮佛穿著髒衣服瑟縮在地板上。她還有意識，但無法開口說話，四肢彎曲僵硬，脈搏微弱，嘴巴非常乾。救護車到了以後立刻把她送往醫院，清潔更衣後，身體檢查發現胸腔感染，於是打點滴並施以抗生素治療。神經科和神經精神醫學科會診，診斷結果是個特殊名詞，前面還打上問號：「？緊張症」。[6]

緊張症

「緊張症」是個廣泛的用詞，包含多種運動功能異常的情況，其中較主要者包括無法活動（或言語），或是維持不自然的姿勢。舊的教科書上提及一個現象：扳動患者肢體，感覺像是裁縫用的假人，專業術語為「蠟曲現象」（waxy flexibility），也就是扳到哪兒就停在哪兒。病人經常以奇怪的眼神盯著前方，眨

6.譯按：catatonia，又稱緊張性抑鬱障礙。問號表示醫師僅是推測，尚無法下定論。

眼次數很少。有些醫師對為時短暫的同類情況也採用緊張症來稱呼，我個人則傾向定義嚴格一些，僅在病人無法有其他行為表現且持續數分鐘、數小時、乃至於數日才判定為緊張症。緊張症也有其他形式，譬如原本不講話的人會不斷複述別人對他們說的話（「模仿言語」），或者表現在肢體則是原本不動的人開始模仿看見的動作（「模仿行動」）。緊張症不是獨立的疾病，思覺失調患者會出現緊張症，嚴重的情緒疾患[7]病人在情緒極低落（木僵狀態）或極高亢（狂躁狀態）時也可能會出現，甚至只是壓力過載或人際衝突所引發的反應。

有些自緊張症復原的人會描述發作時的經驗。有個病患形容為體內有核彈，隨便動條肌肉就會世界末日。另一位則說她與上帝合一，達到一種忘我的境界。其他病人則可能記不清楚或完全想不起來。其實許多緊張症的案例未必是精神疾病，而是腦部狀態異常導致，與昏迷或半昏迷有點類似（但又有所不同，昏迷引發的腦波異常從標準腦電圖就能清楚判讀，因此可以排除），都是腦部化學作用起了細微變化，抑或是某種特殊的腦炎。（原注5）神經化學成因有個令人聞之色變的名字，叫做「抗精神病藥物惡性症候群」（neuroleptic malignant syndrome），

7.譯按：原文 affective disorder，翻譯多為「情緒／情感」和「障礙／疾患」兩組詞彙的排列組合。

也就是人腦對神經抑制藥物（抗精神病藥物的舊名）起了意外且獨特的反應。早期抗精神病藥物較容易引發問題，一百位病人中大概有三個會出狀況，可是現代藥物相對溫和，機率僅萬分之一。至於抗精神病藥物惡性症候群的起因，學界認為在於大腦對藥物阻斷多巴胺的作用過度敏感，造成與多巴胺相關的腦部活動全部停擺，稍有不慎即可能危及性命。然而抗精神病藥物惡性症候群還有一個可能性，就是帕金森氏症病人忽然停藥所引起。

連思想都遭到掠奪

我初次與珍妮佛面對面是在病房裡。她的確表現出緊張症的症狀，整個人像石化了一樣。我拉開圍簾，在病床邊的椅子坐下，先自我介紹，盡可能表達善意和安撫，然後就是觀察和等待。珍妮佛骨瘦如柴，皮膚濕黏，臉上沒什麼表情，而且像是抹上一層薄薄的油脂，也就是教科書裡所謂「如面具般」的外觀。

「還好嗎？」我問。

沒反應。她盯著上方，幾乎沒眨眼。

「妳好像很害怕，」我繼續說。

珍妮佛慢慢閉上眼睛，鎖骨淺窩處積了汗水。我拿面紙幫忙擦拭後，伸手輕輕搭著她的手腕。

「在這裡很安全。妳現在的狀況，我認為是沒吃藥造成的，只要重新開始吃藥，很快就會好起來，我保證。」

她的嘴脣微乎其微動了動。想說話嗎？

我湊過去：「再說一次。」

這次聲音大了那麼一點點，但仍舊只是呢喃。

「抱歉，我還是聽不清楚，請妳再試一次，」我靠得更近些。

珍妮佛睜大眼睛，似乎用盡全力要告訴我什麼。

「再一次，我快聽清楚了。」我彎下腰，耳朵幾乎靠在她嘴邊。

「放……開……我……的……手。」

聽起來像是耳語，但我趕緊抽手。「抱歉，我不是故意……」

我赫然想起面前的並非一般病患。普通人生了病多半會積極配合治療，但珍妮佛活在自己的世界裡，是個特殊的個體。她多疑、不信任別人、獨來獨往、只相信自己聽到和看到的。生理方面，很不幸的她找不到合適的藥物，又罹患通常老人家才會有的疾病。精神方面，或許是遺傳所致，她耳邊總是有個責難的聲音，還能化作實體侵犯她最私密的部位、控制她的自我、甚至連她的思想都遭到掠奪。

醫病關係的界線

精神科醫師可不可以觸碰病人？多數情況我會說「不行」，但並非絕對。諮商情境偶爾就是會越過傳統醫病關係的那條界線：沒有旁人，只有醫生和病人長時間互動，情緒高亢，權力不對等又如此顯而易見。精神分析派的醫師採取極度形式主義，過程中幾近隱形，完全不可能與病人有肢體接觸。但我個人不認為在諮商過程中，醫生必須毫無存在感。有時候我與病患初次見面時還是會握手，當然前提是對方願意那樣做。對於肢體接觸，偏執妄想的患者會覺得被攻擊或無處可躲，強迫症或恐懼症患者則會畏縮不前，還沒開始治療就先陷入憂慮與糾結。但若是對方情緒激動、淚如雨下，比方說想起親友亡故之類的憾事，伸手給予支持、在他們離開時稍微擁抱一下，有何不可？感覺這麼做才對吧。本來就沒人規定精神醫師必須保持冷淡又有距離，客觀超然與無情冷漠是兩回事。我常看到經驗尚淺的同行遇上病人開始哭，他們就跟著慌了起來，趕快拿出面紙、以各種方法安慰對方，以免被貼上沒同理心的標籤。接下來就是典型的一搭一唱，病人努力表現鎮定，臺詞是「抱歉，我不該……」然後醫生也背劇本似的回答「完全不必在意」。

我和大家都一樣，不喜歡看別人哭或崩潰，然而我在執業過程中學會克制自我——希望病人停止哭泣其實是醫生自己的心理需求。面對病患傷心難過時，我反而會傾身向前，看著對方，盡量找出不是廢話的有意義回應。我認為這個時候做點什麼是好的，但也別自欺欺人，要是擁抱或安慰就足以處理問題，對方早就能從別人那裡得到幫助，何必特地來找精神醫師？而嚴重抑鬱的人反而不容易哭，因為他們早就哭到無力再哭。

與珍妮佛之間的小插曲，除了讓我思考醫病之間的分際，也想到自己以神經精神醫師的身分從專科醫院來到綜合醫院這個陌生的領域。在這個環境裡，觸碰多不勝數，量脈搏、聽心跳、測額溫都屬稀鬆平常，在神經科的診間，還要幫病人動動肢體、測試反應等等，全都是人際上的肢體接觸。有趣的是，某些科別的醫生還會取笑精神科和病人總是「碰來碰去」。

再者，以前光從外表就可以判斷：其他科別的醫生往往清一色男性，穿著白袍、西裝還打領帶，那才符合所謂醫師的形象，只有「精神科醫師」會穿著隨興的衣褲與舒服的鞋。後來醫院開始注重感染控制，白袍不流行了，主打捲起衣袖、換上拋棄式防護衣與塑膠手套。精神科跟風得特別慢，那陣子反而時興西裝筆挺，模樣比別的醫生體面。但該來的躲不掉，有一天特別嘮叨的護理長瞇起眼睛指著我說：「**這玩意兒**會搞出人命的。」我趕快低頭，還以為拉鏈沒拉，結果她說的是領帶。

重新駕馭自己的身體

珍妮佛住院好幾個月，花了很長時間才恢復到能自行吞嚥食物，一開始她只能靠餵食管。為她調配藥物非常棘手，太重視肢體活動力會造成思覺失調，反之又會陷入帕金森症候群。包括神經科同僚在內的其他醫師，在診療時會從肌肉觸感判斷帕金森氏症造成多大程度的肢體僵硬，儘管珍妮佛沒有表現出緊張，但我能看出她的不自在。

慢慢地我多瞭解了她一些。與珍妮佛對話並不容易，通常她會直接別過臉，偶爾我會繼續說，但其實成效有限。後來我發現坐在旁邊等待是最好的辦法，珍妮佛會自己開始說些話。她的嘴巴其實挺毒的（「又是你？因為沒人想給你看診吧？」），還會轉述護理師幫她做「個人照護」時她偷聽來的八卦；護理師常常忘記她有意識，而且還很警覺。但有時候珍妮佛會陷入絕望，呆滯的雙眼湧出淚水。

「又是那些聲音？」我問她。

「嗯。」她多半不會多做解釋，但某天沉默許久以後，她忽然又開口：「他們為什麼要折磨我？」至少我覺得珍妮佛是那麼說的，雖然也可能是「**你們**為什麼要折磨我？」

度過漫長的復原期，她被轉到神經精神醫學科病房。英國國民保健署（National Health Service）居功厥偉，整合了神經科、腸胃科與藥事專家，護理師、醫師、物理治療師等各方人馬持續關心照護，珍妮佛從命懸一線回復到能夠進行全面復健。復健內容包括重建肢體力量、增加活動力，直到她能夠稍緩慢但正常地行走。藥物配方經過調整，珍妮佛能夠好好進食與說話，不過仍有帕金森氏症常見的「通電斷電」現象，意思是雖然實際上症狀沒有惡化，但藥效減退時病人會突然覺得不對勁，四肢從能夠自由活動變成完全卡住了。改善方式是把一天的用藥分量多次，每三小時服藥，不過這對病人和照顧者來說都是負擔。即便如此，珍妮佛出院時狀態已經非常好了，不同於之前年紀輕輕卻只能像老人般躺在床上，或者像個小娃兒一樣進食洗澡都需要別人幫忙。經過治療，她重新駕馭那具年輕女性的身體，能夠懷著希望和展望，也能夠以自由意志決定要獨處還是找人陪伴。

思覺失調的部分，服用氯氮平以後雖然沒有徹底擺脫但已經能夠控制。珍妮佛還是時不時會出現幻聽，包括那個電影明星的聲音，她感受得到對方的惡意，可是她已有足夠的意志去反抗。不過珍妮佛提到另一個現象：即使現在動作正常了，卻偶爾感覺肢體並非真的全由自己控制。她形容自己像是一架被遠端遙控的攝影機，接收指令以後才會對焦或左轉右移等等。她懷疑是「他」在背後操縱一切，只是無法證實。精神科醫師將這種情況稱為「被控制妄想」，屬於思覺失調的標準症狀。處於被控制妄想的人覺得自己的身體（以至思想）都受到某種外力指揮，與自己無關而且無法抵抗。（原注6）

對珍妮佛而言，透過藝術表達自我非常重要。當資金充足時，精神科復健小組會外聘助手，通常是職能治療師，有時也會加入藝術治療師。我服務的小組很幸運有許多經驗豐富又主動積極的治療師協力，他們不斷建立與病人互動合作的機會。過去珍妮佛的表達能力時常受到疾病限制，現在她很願意運用各種設施，特別是一應俱全的美術室。小組成員聯繫病人、當地組織與志工共同舉辦美術展，珍妮佛樂在其中，她的新作品主要是自畫像與其他病友的肖像，還翻出了以前的繪畫和攝影作品裱框參展。我非常為她開心。

展覽開幕那天晴空萬里，地點是職能治療中心，來了很多人，包括病人、他們的親友、醫護人員，當然也開放給一般大眾。不少作品售出，我也看上一件，是珍妮佛的長曝光相片，隱約能看出是夜裡的遊樂園，不知是碰碰車還是雲霄飛車染上鮮活色彩，拖著一條條電光彷彿真的動了起來。使用的技法大概是手持晃動攝影。帕金森氏症病人。好巧。我問了價錢，八十英磅。有點貴。都認識那麼久了，我也花了好幾個月時間坐在病床邊陪伴，分享病況進展的喜悅，是不是該給個折扣……珍妮佛就只是盯著我，眼神不帶情緒，真叫人摸不透。

我乖乖掏錢了。

第二章

永遠的草莓地——替身症候群與虛無幻想症候群

派崔克熱中體適能和多項運動。他才新婚不久，新聞事業也正得意。然而當他騎著單車，被後方一輛時速五十英里的貨車給撞上時，人生就此粉碎。事後調查推論，可能是派崔克想右轉，而貨車司機沒有看見他打了信號，又或者是司機想要趁機超車。總而言之，派崔克整個人滾過引擎蓋，一頭撞上擋風玻璃。他昏迷不醒，馬上被送進加護病房，腦部掃描顯示多處腦挫傷（腦部瘀血），還斷了一條手臂。傷勢嚴重，大家都覺得能活著已經是福大命大。

大約一星期之後，派崔克清醒了。他不記得意外發生的經過，但能講話能動作，只是身體左側比較虛弱，還有點腦袋不清——總是記不得星期幾、自己在哪裡、要去什麼地方。一個月後派崔克開始復健，乍看進展很快，畢竟他在諸多方面都是模範生：三十二歲，體能優異，身材標準，頭腦聰明，個性好相處，不酗酒不嗑藥，沒有特別刺激的嗜好或精神病史。派崔克努力復健，充分與物理治療師配合。

然而一帆風順只是表面。他的記憶力出了問題，反反覆覆詢問自己在什麼地方，也很難記住稍微複雜的指示，連「先做這個，做好以後再做那個」這種程度都不太行。他常常忘記事情，為此感到挫折、甚至生悶氣。幾個月過去，體能方面他幾乎回到以前水準，能走能跑能騎車，可是心理的問題越來越明顯。派崔克的思緒異常混亂，雖然他能說出時間、日期、地點、醫院名稱，他也知道自己是誰，還記得醫生的姓名，但三不五時他會困惑地看著四周，說出「這是真的嗎？感覺像假的」這類話。大家聽了理所當然講些安慰的話，心想他碰上車禍差點兒沒命，情緒或許還有點不穩定。換作別人遇上同樣意外，想必對世界、對生命的看法也會有所動搖吧！

後來派崔克康復到可以出院回家，每週去復健中心兩次就好。妻子維琪一直照顧扶持著他，外人看來覺得他們像是神仙眷侶。維琪在電視臺工作，個性活潑大方，丈夫出事後原本都保持樂觀積極，但漸漸也承受不了，因為派崔克完全變了個人。他變得陰沉、冷淡，還會忽然大發脾氣。此外，他食慾不佳、睡眠差，對什麼都沒興趣，包括不每天洗澡、不在乎自己或新家變成什麼樣子。醫護人員說頭部受過重創的人生活方式有些變化是正常，於是維琪決定給派崔克一些空間，兩人暫且分房睡。然而發生了一件事，讓維琪決心要弄清楚究竟是怎麼一回事。

有一天她翻出婚禮照片帶去復健中心。維琪原本想告訴大家：你們每隔幾天見一次面的這個人不是真的派崔克，照片裡的那個男人才是。照片裡的派崔克英俊瀟灑、風度翩翩，從賓客表情看來新郎應該是個幽默風趣的人。那才是她心愛的丈夫。醫護圍觀後紛紛鼓勵說：現在還是一樣帥啊，放心，一切都會好起來。要有耐心。治療需要時間。

可惜這些鼓勵的話語非但沒能安慰派崔克，反而將他逼入更深的絕望。當天晚上他就和維琪大吵一架，質問她為什麼要拿那些該死的照片到復健中心去？她到底想證明什麼？鬧到最後他丟出震撼彈：「妳根本就不是我老婆。妳不是真的維琪！」至此派崔克才說出心底話，其實車禍以後他覺得什麼都不對勁，身邊所有人事物都有種說不上來的差異。甚至他自己也不同了，不是因為骨折或疤痕，而是本質上的不同。派崔克連自己是否活著都存疑，他認為自己可能死在那場車禍中，畢竟有多少人騎著單車被時速五十英里的貨車撞到還能活下來？如果眼前是死後世界或某種地獄，一切反而說得通，看似認識的每個人其實只是被誰冒用軀殼罷了。派崔克愛的是**真正的**維琪，她一定還活在宇宙中某個角落，所以他當然不能和眼前這個女人同床共枕，否則就是外遇通姦、背叛妻子。

維琪聽完大吃一驚，才發現自己拿婚禮照片給人認識「真正的派崔克」有多荒謬。說穿了，無論照片多精美都不可能完整呈現一個人。可笑的是，夫妻兩人因為不同原因都擔心「真正的派崔克」到底怎麼了。派崔克**確實**經歷了極為深刻的轉變，並非車禍後的外傷，而是他在**他自己的**心中變了，或者更精確地說，這個他被否定了。他自身變得虛幻，所處世界自然跟著虛幻起來。

接下來幾個星期夫妻倆都不好過。維琪試圖和丈夫講道理，但不僅講不通，還會起爭執。從派崔克的角度來看，所有新證據都顯示，他以為他知道且珍惜的人生，已經都不一樣了。他覺得很孤單，也意識到近日種種偏離常軌，不是正常人該有的體驗。派崔克撐不下去了，有天晚上他把自己關在客房裡，最後是維琪破門而入，看見丈夫癱在椅子上。他居然將殺蟲劑噴入水杯中打算喝掉，維琪趕快叫了救護車。

派崔克被送入精神病院，診斷結果是重度憂鬱症，所有症狀都吻合，包括情緒極度低落消沉、自殺未遂、缺乏動機和食慾、睡眠障礙等等，簡直大滿貫。醫學上稱之為「精神病性憂鬱症」（psychotic depression），意思是發病時伴隨幻覺與妄想。他與現實脫了節。

幻覺與妄想

幻覺（hallucination）的定義很簡單，就是「沒有對象的感知」，當這種認知並非出現在夢境或半夢半醒之際，而且不受當事人自己所控制，就是幻覺。至於妄想（delusion），簡單一點說就是假的信念；但只要多想幾秒鐘——精神科醫師與哲學家多想了幾百年——就會發現這樣定義很難叫人服氣。（原注1）首當其衝的問題是，如果信念成真怎麼辦？你覺得另一半外遇，但手上沒證據，那就當作是妄想好了；後來你發現他**真的**有外遇，結果又不是妄想了？為了填補這個漏洞，只好說妄想是沒有根據的信念。乍看解決了問題，但如果我說要當英格蘭國家足球隊隊長爭奪世界盃呢？形容為幻想、白日夢、不切實際都還好，稱之為妄想好像就過了頭！反過來說，如果你問我是不是認真的，我會說實現機率雖低，但並非邏輯上絕無可能。（原注2）有些人相信超自然存在創造了整個宇宙，又要怎麼說呢？沒有明確證據支持這個想法，所以他們是集體妄想嗎？將這種信念視為妄想頗有爭議，作為論述的確吸睛，卻也一竿子打翻許多精神健康的人，演化生物學家理查・道金斯（Richard Dawkins）[1]最清楚個中滋味。

所以妄想的定義需要加個但書：當事人信念堅定，但該信念未廣受認同也並非出自常見的文化價值。即便如此，爭議不會結束，因為有些信念確實小眾，而且本質上難以證實或證偽。例如，有個人說地球會滅亡，有證據嗎？稍微研究一下天文學或許會同意，但看看其他同樣可信的資料或許不同意，也或許不敢下定論。

此外，還有某些信念只是價值判斷，純屬主觀見解。一個人說自己很差勁，算妄想嗎？精神醫學認為負面自我評價是典型的憂鬱症狀，過於極端時可稱為妄想。換言之，判斷時考慮了其他因素，而且未必基於認識論；也就是與信念內容無關，反倒以信念所引發或累積的**後果**作為標準。倘若覺得自己很差勁的想法過度強烈、無法改變、占據腦海、造成強烈壓力、甚至產生自殺意圖，當然就是

1.譯按：知名英國學者，反對神創論，認為所有宗教都是人造的騙局，被媒體譽為「新無神論四騎士」之一。

「異常」或「病態」的。

那麼到底該怎麼定義才好？妄想是固定但缺乏根據的信念，亦非所屬文化的常態，對當事人自身有不良影響（可能波及他人），與邏輯上是否可能無絕對關係，可以針對價值觀也可以針對事實。恐怕再精確的定義也不過如此了。

某些妄想的類型特別受矚目，通常是因為案例層出不窮，要是給它取個響亮的名號，更是容易生生不息。當年巴黎赫赫有名的精神科醫師約瑟夫．卡普格拉（Joseph Capgras）與其助理於一九二三年發表詳盡的個案研究，身為主角的女性患者出現非常複雜的妄想情節，認為她生活圈中的某些人是假扮的，尤其是她丈夫。法國人給這現象取的名字是*l'illusion des sosies*，典故來自希臘神話中荷米斯（Hermes）冒充名為索西亞斯（Sosias）的奴僕配合神王宙斯勾引人妻。後來這種「替身症候群」反而以「卡普格拉症候群」（Capgras syndrome）之名更為人所知。

替身症候群的報告越來越多，故事也越來越曲折離奇，最驚悚者或許是某個案例裡被當作替身的人遭砍頭，病人認為可以藉此逼迫怪物現身。替身的身分也有常見的幾個主題，多半是與病患特別親近的人，但偶爾也有光怪陸離一點的，像是寵物、甚至眼鏡。從病歷可以觀察到，雖非百分之百，但替身症候群患者很高比例腦部曾經受傷或受退化性疾病影響，派崔克也是其中之一。

一個引經據典的法式妄想還不夠，覺得某個人已經死了的妄想也被冠上名號，叫做 *le délire des negations*，直譯為「虛無妄想」，但也常被稱作「科塔爾症候群」（Cotard's Syndrome）。朱爾斯・科塔爾（Jules Cotard）同樣是法國醫師，主攻的其實是神經科而非精神科，但他在一八八〇年代首先描述了第一個病歷。科塔爾症候群最常見的表徵是認為某人死了或處於半生半死的狀態，較少見的則是覺得身體內部空了或正在腐爛，以及所到之處土地變得乾涸貧瘠。科塔爾一開始就提出警告：病人會非常希望結束自身存在，通常不只想自殺，還會進一步設法焚屍毀屍。由此可見虛無妄想多麼煎熬，派崔克就為此所苦。

腦損傷與行為表現

派崔克相信自己已經死了，進入生死之間的境界，這個平行宇宙中的所見所聞只是相似的冒牌貨而非正品。這類相關元素其實早已存在人類文化中，例如喪屍、鬼怪、分身[2]，以及電影《超完美嬌妻》、《楚門的世界》、《紐約浮世繪》等等，只是不如宗教信仰那般獲得多數人認同。派崔克的情況也一樣，生活中其他人無法與他共鳴，他妻子尤其做不到。一個還能講話的人口口聲聲說自己死了，實在很反常識；基於這個想法而想要殺死自己，更是顯然的邏輯矛盾。對普通人而言，有這些念頭就叫做精神不正常。

當地的精神醫療團隊給予派崔克很好的照護，他們花了很多時間瞭解他的擔憂和恐懼，除了心理治療，也搭配強效抗憂鬱劑、抗精神病藥物。派崔克的情緒好轉，自殺傾向消失。接著團隊從實務面著手，協助他重新建立清潔、更衣、用餐、乃至於工作各個層面的習慣，夫婦倆也一起接受諮商，努力找出新的相處之道。專家引導他們接受新知，理解腦部受傷對個人生活所有層面都會造成衝擊。經過很久的住院治療和後續門診，一年以後他的狀態穩定，卻也陷入瓶頸。派崔克嘗試在家接案工作，但總是無法專注；另一方面，維琪為了賺錢付房貸忙得焦頭爛額，兩個人互動越來越少，也盡量迴避有關真假虛實的討論，因為再怎麼談

2. 譯按：原文 doppelgängers 為德語，直譯為「外形極度相似」。歐洲民間傳說若見到與自己一模一樣的人（實為精怪），代表壽命將近。日本則有活人因怨念或思念而讓靈體分裂脫離，在遠處出現分身的故事，稱為「生靈」。類似故事也有學者用於解釋靈魂出竅的體驗。

也只是原地踏步。反正她無法同理派崔克那些感受，而派崔克因此更覺得孤寂。

後來他被轉介到我們這個神經精神醫學部。見面時我明確告知兩人，我不確定能幫上多少忙，但會做些檢查，從全新角度研究派崔克的情況。儘管病況造成重重阻礙，但他們夫妻還是表現出深厚感情，這一點我看了十分感動。與派崔克聊過幾回以後，我覺得尚有可為，他的確滿腦子古怪念頭甩不掉，但態度上又願意稍稍妥協和自我檢視，也就是雖然牛脾氣卻還聽得進別人的話。這種性格有多少是本來的他、又有多少是腦部創傷的結果，現階段很難判斷。他父親是位教師，所以派崔克對自己的學習方法和「勤勞作業」引以為傲。儘管記憶方面看似有點小問題，但他記得的還非常多，因為當過體育記者所以他對重要賽事的日期、比分之類瞭如指掌，也能鉅細靡遺解釋例如 Shimano 與 Campagnolos 兩個牌子的單車各有什麼優缺點；他能滔滔不絕講到別人不耐煩。

首先要知道的是，派崔克腦部實際的受創程度。我們安排了磁振造影，在這個時間點進行，已經可以看出車禍造成的永久影響。（磁振造影會產出極精細的腦部結構影像，灰質白質[3]都有，解析度可達一或二毫米。）圖片顯示他的大腦

3. 譯按：大腦灰質又稱為「大腦皮質」，白質則又稱為「髓質」。黑質、白質、灰質是中樞神經系統的三個組成元素。

無論灰質白質都有不妙的跡象。大腦的白質是一團交錯縱橫的纖維，每條外側都包裹著脂肪層（髓磷脂），加快電脈衝的傳遞。灰質則像一團皺皺的毛毯包著整顆腦袋，內容物大半是作為細胞動力室的細胞體，還有大量血液往來供給能量和排出廢棄物，因此實際看到會覺得灰中帶點粉紅。每個腦細胞都同時與內外兩側連結，在顯微鏡下看起來的形狀有點像章魚。

派崔克的白質部分，病灶（疤痕）分布相當廣，額頭後面的額葉、耳朵上方的顳葉都有，而且掃描後清楚看見部分連結損壞，從而影響了推理與認知。再者，由於核磁共振能偵測到鐵質，所以也發現灰質內有瘀血痕跡，同樣分布於額葉與顳葉，腦右側較多（解釋了為何剛開始他身體左側較虛弱）。

值得注意的是，派崔克的腦溝，就是灰質往內凹的部分，明顯比同年紀的人來得寬，顯示腦部受到衝擊、神經細胞死亡，恐怕就是他撞車那瞬間造成的。大腦會隨年齡成長而縮小，於是腦溝變寬、隆起的腦回變薄（萎縮），皺褶更明顯；而派崔克的大腦看起來就像年齡比他大兩倍的人，甚至包括海馬迴在內，顳葉內側偏下的那圈灰質無論左右都縮小了，通常代表記憶力受損。

這次住院，負責的神經心理學醫師也對派崔克做了檢測，測驗內容包括語言、認知、記憶、推理。原本測驗目的是判斷這幾項功能是否正常，不過有時可利用測驗結果反推腦部可能受創的部位。派崔克作答得很辛苦，測驗分成好幾天、花了好幾個鐘頭才完成。解讀測驗亦需要技巧、訓練和天分，因為病人回答的方式、記憶反應等等細節與分數一樣透露很多線索。

從測驗結果來看，派崔克的整體智商回復到與教育程度和職業相符的標準。考量到傷勢嚴重程度，這樣的結果本該十分令人振奮。他的基礎視覺認知毫無損傷，能夠複製圖形、識別物體、分辨相似規律。不過某些方面他表現不如預期，記憶力雖然無恙，但若遭受壓力就容易出錯。一項測驗要求派崔克看圖片（例如風景），一張一張仔細觀察，接著再從相似的兩張圖（其中一張之前出現過）中挑出看過的那張。其實亂猜也應該有一半正確，多數健康人有九成的命中率，派崔克雖然超過五成，但表現低於一般人。

他真正有困難的是「威斯康辛卡片分類測驗」（Wisconsin card sorting test）。測驗工具是一組紙牌，每張牌上有三個元素，分別為顏色（紅綠藍黃）、形狀（方、圈、叉、星）、數量（一到四）。一開始擺出四張牌，舉例而言可能是紅圈一、綠星二、黃方三、藍叉四，受試者要判斷下一張卡片如何分類。若拿到黃叉一，受試者猜測一番後放在黃方底下（先試試看「顏色」），結果錯了；接著猜「形狀」，放到藍叉底下，可能就對了。進行時會先有好幾張簡單的，只要照著形狀去分組，但忽然從某一張開始規則變了，受試者嘗試錯誤後，應該很快就發現新的分類標準是「數量」，此時正常反應是忽略形狀與顏色，開始專注於牌面顯示的圖案數量繼續玩下去。一般人的困難有兩種，一是花較多時間推論新的標準，二是明明推敲出來了卻又忘記。但有些人情況特殊，他們能判斷首次的分類標準並正常作答，卻會卡在這個標準無法跳脫，即使新規則要求三角，他們還是只看見紅色。這是一種有趣的錯誤，心理學上稱為「持續現象」（perseveration），隸屬於更大的「心向轉移」（set-shifting）[4]問題，通常被認為與額葉受損有關。（原注3）現實生活中也有許多場合是不會有人特地解釋規則，而且可能在當事人摸出頭緒後又換了一套標準，因此無法有效心向轉移，或者說無法彈性思考，會是很大的問題。就此而論，派崔克不僅表現不佳，還很討

4.譯按：亦有設定轉換、模組轉換、注意力轉換等翻譯。

厭這個測驗，他覺得很不公平！

他下一個有障礙的項目是臉部辨識。其實他認得名人的面孔，甚至能判別同一人的不同角度，不過一般人辨別速度快，而他有時會出錯，還會猶豫非常久。除了答案正確與否，根據他作答時的表現，我們推測他大腦右半邊傷得比較重。還有一個測驗是臉部表情判讀，將情緒簡單分為幾大類：樂、悲、怒、噁心、驚訝、恐懼等等。整體而言，派崔克的表現不差，唯獨判斷恐懼情緒有問題，總是出錯且似乎真的無法理解。這種現象指向杏仁核受損。杏仁核在海馬迴旁邊，體積很小，卻是大腦處理情緒的重要樞紐。

住院期間心理師給派崔克做了一些問卷，調查日常行為、常見的困難，以及對事物的反應，例如是否容易發脾氣、有挫折感和不容易專注。派崔克勾選了一些他自認值得注意的項目。但真正值得研究之處在於，維琪也做了同樣一份問卷，由她來評斷派崔克的狀況。結果兩人幾乎所有答案都不一樣，譬如派崔克自認跟以前相比，現在只是「偶爾」不耐煩，維琪卻表示「經常」；有些地方他自覺沒有變化，維琪卻認為變更糟了。由此觀之，派崔克一直未能察覺自己在思考和社會行為上出了問題，像是無法理解別人的情緒、言行太過衝動等等，而這種評價落差正是導致夫妻關係惡化的主因。缺乏自我覺察通常是額葉或大腦管控功能（executive functions）受損引起。

人格解離與現實解離

一連串檢驗進行的同時，派崔克逐漸適應新病房的環境，願意多談談內心的憂慮和想法。他依舊情緒低落，不過覺得還有希望。我嘗試探觸之前他不跟維琪多談的禁忌話題，想要瞭解他看到的世界究竟是什麼模樣。以他的背景和經驗，怎麼會緊抓著荒謬的念頭不放？

我請他說說大致的情緒與經驗感受。他自述感覺得到自己有所變化，好像少了些活力與互動，也覺得世界不一樣了：變得平板單調，他彷彿看著電影，也像是身處迷霧中。這些敘述十分符合心理學所謂的「人格解離」（depersonalisation）和「現實解離」（derealisation）；前者代表病人感覺自己不真實，後者是病人覺得世界不真實。很多健康的人有過類似體驗，尤其極度疲勞或壓力過重時，例如分娩後。一般來說，這種情況不會被視為是幻覺，因為大部分人在陳述時都會加上「彷彿」（as if）這樣的前提：我**彷彿**是個機器人、我**彷彿**在電影中、我**彷彿**被隔在一層玻璃外。文獻還提到人格解離與現實解離（兩者常一起發生）會發生在危及性命的事件之後。美國精神醫師羅素．諾耶斯（Russell Noyes）和心理學家羅伊．克利提（Roy Kletti）收集由當事人自述的瀕死體驗，諸如攀岩時失足，指出人在當下會進入一種奇怪的出神狀態，感官變得極度敏銳，卻又像個旁觀者般看著自己的遭遇。這或許是一種適應與防護機制，（原注4）如同閥門調整情緒流量，避免心智被焦慮沖垮。然而在這些案例裡，這樣的現象是暫時的。

精神科接觸到的人格解離與現實解離案例，通常伴隨焦慮和憂鬱的常見症狀，但有時候也會只有單一問題。診斷並不容易，有些人外表看起來沒事也不願多談，怕被貼上標籤，可是實際上內心正在受苦。有個病人如此描述：

> 如果我靜下心，會以為自己還能像從前那樣感受生命的顏色和層次……我覺

得那才是真正的「活著」，但如今我只是日復一日見證其他人活著。理性上我仍舊明白活著是什麼意思，可是卻記不得那到底是怎樣的感覺。現在我總是困在一股悲哀裡，好像哀悼著自己的死亡，卻又站在旁邊看著一切。（原注5）

疏離又恍惚的感覺未必總是壞事，有些人似乎樂在其中，甚至透過藥物加以誘發，大麻是常見的選擇。迷幻藥也行，還會引起更戲劇性的認知扭曲。一九六七年，「權力歸花兒」運動[5]的高峰，約翰・藍儂創作〈永遠的草莓地〉（Strawberry Fields Forever）時寫下一句「無物為真」（nothing is real），靈感或許就來自這類藥物（又或者是沉溺於童年回憶）。然而用藥放鬆只是幾小時，若這樣的感受持續不斷又無法控制，真的永遠走不出草莓地，可想而知內心會多麼無助無奈。那種感受確實會延續，無論是因為用藥或其他較難判斷的原因。人格解離與現實解離或許原本是精神保護機制，但少部分人運氣不好，「閥門」卡死了——或許是因為焦慮來得太多太強，抑或是腦部受傷後出現物理性的變化，總之當事人停在那個狀態出不來。

5. 譯按：Flower power，一九六〇年代末至一九七〇年代初美國反文化活動的口號，標誌著消極抵抗和非暴力思想。

派崔克的自陳內容，無論受傷後剛清醒時或過了這麼久的現在，聽起來都像是人格解離與現實解離，麻煩在於他沒加上「彷彿」兩個字。我問他什麼時候第一次覺得世界變了或有點虛幻不真，他描述得非常清楚生動：車禍住院後，第一次可以回家時，當天身體不舒服，還在頭痛，思考遲緩，整個人很不安。坐在計程車後座，他認出住家附近的街道和地標，可是靠近之後驚覺為什麼多了一排房子？以前沒有啊。怎麼會這樣？乍看以為回家了，但並不是同一個地方，而是偽造品，還是仿冒得不好那種。

聽完我很訝異。我們都有過這樣的經驗，不是嗎？一段時間沒經過的地方，多了新建案沒什麼好奇怪的，現代建築業蓋房子的速度很快，我們即使覺得意外也能接受變化。顯然只要事物本質不變，小地方如何不同我們都能認得，然而相關的腦內運作卻不單純，否則人工智慧不會幾十年才有所突破。人類接收感官訊號之後與記憶比對，對得上就判斷這裡是我家、那裡是某某街；如果對不上，就知道是新的、陌生的地點。顯而易見，用來比對的記憶不能是靜態僵化的資料，否則只要光線不同或者換個角度觀察，應該就認不出來了。認人的情況更麻煩，因為人會長大老化，會換髮型鬍型等等。如果每個變動都需要新的紀錄供比對，大腦要建立和保存的資料數會趨近無限大，未免太沒效率也不切實際。

當然，我們偶爾也會因為別人換了造型就沒能認出來，若是初次看見對方的新模樣，或在預料之外的場合遇見，尤其容易發生。我們也三不五時會認錯人，將陌生人誤以為是親友。這些現象都源於人腦記憶系統為了保持效率必須在一定程度上「作弊」，利用過去經驗建立對應的預期。記憶系統要提高效率，針對物件儲存的會是抽象藍圖，實際成像時再依據時空環境做調整。記憶效率的另一個關鍵是容錯，或許感官知覺與內心預期不完全一致，但夠接近就好。近年來電腦才學會辨識人臉和人聲，巨額研發成本是一個因素，另一個因素則是工程師終於設計出模仿人類心智運作的軟體。

派崔克說了很多記憶對不起來的例子。在他看來，人物、地點差不多都對，卻又不完全一樣。

「你為什麼會覺得常常來看你的維琪不是真的維琪？」我試探問道。

他瞪大眼睛說：「我的維琪，以前的維琪，很重視打扮和保養，衣服和化妝品都很講究，喜歡用名牌。」派崔克露出猶豫神情還臉紅了，但繼續說下去。「她都穿很貴的內衣，蕾絲、綢緞那種，我們私底下會開玩笑說是維多利亞的祕密[6]……現在這個維琪，她看起來幾乎一模一樣，可是全身瑪莎百貨的東西，鬆垮垮的尼龍布，一點線條也沒有，褪色了也不丟。」

他說得嚴肅認真。幾天後，我在一對一面談中婉轉告訴維琪。

「天啊！我每天上班多久才付得出房貸和維持家計，他躺在醫院或房間對著天花板乾瞪眼就算了，居然還搞不清楚狀況？可以的話我也想穿性感內衣啊，但是買不起！」

記憶與思考的平衡點

大腦的記憶系統必須取得適當平衡點。如果容錯程度太高，所有人事物看起來就都很熟悉，何時何地都有似曾相識的感覺；容錯程度太低，一切都新鮮陌生，完全找不到熟悉感，沒有記憶能依循，一下就會迷失。派崔克的狀況並不完

6.譯按：維多利亞的暱稱是維琪。

全是後者，環境**看起來**依舊熟悉，那個人**看起來**是維琪，只是都有什麼地方不對。

「辨識」這個行為帶有情緒成分。事實上，我們在辨識成功的瞬間會有生理反應，如果目標很突出或足以引起情緒共鳴，則反應更加顯著，例如與對方有情感關係。這個現象在實驗室內就能夠偵測到，形式為皮膚電導反應，亦即皮膚忽然分泌汗液於是導電性提高，測謊也是採用同樣原理作為基礎。哥倫比亞籍精神病學家莫里丘．謝拉（Mauricio Sierra）在倫敦進行了實驗，請人格解離患者觀看中性圖片或能刺激情緒的圖片，結果他們的皮膚電導反應沒有明顯區別。（原注6）他推論這種反應導致患者覺得所見所聞不真實或自己缺乏情感，兩種想法通常都會出現，只是順序問題。另一方面，雖然人格解離患者長時間感受有異，他們卻並非理智上認為換了一個世界，也明白自己和世界其實都是現實，就只是感覺不對勁。此外，若進行腦部掃描，患者身上沒有明顯的腦部病徵或損傷。

英國神經心理學家哈丁．艾利斯（Hadyn Ellis）和安迪．楊（Andy Young）提出另一個觀點：卡普格拉症候群（替身症候群）不是單純的辨識能力障礙，主要問題在於病人每次辨識出最親近摯愛的人時，卻得不到該有的安心感。這個觀點源自卡普格拉最初的文字描述：

> 認得了但是覺得陌生，兩種感覺自相矛盾。病人能找到兩張影像中非常細微的相似處，卻又無法辨認，因為帶來的情緒不一樣。自然而然，病人會將看起來相似、但情感上不同又陌生的個體視為替身。換言之，替身錯覺並非發生在感官上，而是出現在情緒判斷上。(原注7)

但這套推論還有空白需要填補：即使足以解釋人格解離、現實解離（「好奇怪，看起來是我太太，但是覺得不大對勁！」）的成因，可是病人如何做出異想天開的結論，認為身邊的人是替身、甚至外星人？想必推理能力也受到影響才是。原本的錯誤被當下的情緒和恐懼給扭曲，從而引起某種程度的妄想，導致無法維持正常思考。

派崔克的額葉與顳葉都有受損，辨識面孔出現困難，有可能在各種情況下對人和物的辨識都不若以往精確。再者，由於白質損傷，感官認知區塊可能與杏仁核這種產生情緒的部位失去連結，造成即便他能認得妻子長相，卻勾不起以往熟悉和安心的感覺。而派崔克的記憶也因為海馬迴受傷不能完美運作，說不定大腦無法自動更新地點（出現新房子）與人（造型與年齡）的自然演變，認識的人事物在腦海中停在出車禍那一刻。他能學習與吸收新知，只是需要比別人更努力，而且必須刻意為之。至於額葉損傷則造成派崔克無法好好進行邏輯推論、以理性方式測驗假設，他會鎖定一個答案，**無論對錯**。而且派崔克並不認為無法轉移心向是自己的問題，因為他連覺察自我狀態的能力也減弱許多。

最後還有科塔爾症候群要解釋，也就是認為自己已死的虛無妄想。又或者，其實已經說得通了？安迪．楊和凱特．利弗赫（Kate Leafhead）注意到替身症候群與虛無妄想之間的巧合後，提出了很好的論點，主要也來自科塔爾最初的病狀紀錄（原注8）：出現虛無妄想的人多半腦部已經有問題，可能是受創、生病或者罹患慢性精神病，無論處理訊息或理解能力的運用與統整都很困難，更重要的是這種狀態會產生生理回饋，病人對自己感到陌生。科塔爾症候群患者同時會有嚴重憂鬱與自我批判的傾向，認為問題癥結在自己身上。他們感覺身體不對勁、少了以前的活力，自然容易懷疑自己死了或進入死後世界。這樣的感受太過強烈且揮之不去，不是邏輯所能破除。但若他們發展出來的負面情緒不是針對自己，而是指向外界，認為問題出在別人身上，那麼就引導出不同的結論：是世界變了，是身邊這些人跟以前不一樣了——這豈不就是替身症候群？於是不難理解為什麼同一個病人可能在兩者之間擺盪，時而虛無妄想、時而替身症候群。派崔克就是這個狀態。

享受人生應當如是

拜當代認知神經精神醫學之賜，輔以臨床治療，再加上一點創意，派崔克和維琪有了解釋模型可以分析各種原本說不通的現象。這至少應該算是好的開始。有了模型以後，大家討論派崔克的經驗時才不會各說各話，我們終於能嘗試將問題點各個擊破。同時他也繼續接受常態的憂鬱症治療，一如預期，「彷彿」這兩個字漸漸回到他的陳述裡。接下來需要努力修正派崔克的思考與推理模式，包括他受挫時傾向認為是受到外界的神祕力量干預。他不再過度自責，卻還無法找到平衡點。

生命中每件事情都得有理由嗎？一定得有人負責，不然就是神的計畫或宇宙的意志？這時候輪到認知行為療法出場了。面對挫折時，某些認知方式導致的情緒反應會阻礙理性思考，缺乏理性思考的結果則會造成更多挫折，於是進入惡性循環。而認知行為療法的目的，就是消弭這種思考方式。經過一段時間，派崔克學會退一步檢視他對事情的主觀假設，若出現單憑情緒下結論的情況，就強迫自己運用邏輯思考，有必要的話進行小實驗收集資料。舉例而言，維琪挑選內衣的標準與過去不同，有沒有其他理由可以解釋？從這個角度判斷維琪妥當嗎？財務因素有考慮進去嗎？

派崔克養成新的習慣：每當心生疑惑、遇上怪事、覺得不對勁、好像人事物是假的，他就先把事情寫下來，然後逼自己列出各種解釋，其中也可以包括世界不真實、是假的這種答案。進行心理治療時，醫生會陪他不帶情緒地逐一系統化分析，直到雙方都同意某個選項最為可信。過程中維琪也扮演助理醫生的角色，成效卓著，派崔克自己也歡喜，因為他的思考本來就更傾向事實證據與邏輯要一致。而且如此一來，他不需要太大的彈性，可以照著事先建立好的規則一步一步前進。

我和派崔克有一次談話令我難忘。通常諮商會從最安全的話題開始，基於他以前是體育記者，我們就會聊聊足球。那次見面，歐洲足球錦標賽的總決賽剛落幕。

「所以說……」派崔克開口：「如果這世界是真的、是它該有的樣子，那希臘這種足球界小咖怎麼可能拿到冠軍？[7]實在沒道理啊，他們**居然**擊敗葡萄牙，而且是在對方的主場上？葡萄牙有路易斯·菲戈、努諾·高梅斯、C羅這些人耶……荷蘭隊也輸給他們！完全不合理！」

他又一次令我詞窮。「唔，人家也是前面贏了才能進入總決賽啊，」我自己都覺得沒說服力。

「是啊，捷克嘛，」他嗤之以鼻。

7.譯按：二〇〇四年歐洲足球錦標賽為希臘首次奪冠。

再強的隊伍也有一天會落敗。英國曼聯同樣在那次錦標賽之前五季贏了三季、之後五季也贏了三季，偏偏就是錦標賽沒得勝。所幸此時的派崔克懂得尋求其他解釋和找我開導，我們開始探討運動比賽的本質，以及為何大家愛看，殺出黑馬、延長賽進球都是我們能想到的例子。夢幻團隊製造球迷的期待，期待落空的話球迷會試著找理由開脫，但有時候沒有理由好說，至少不是簡單的道理和因果所能解釋。或許**最常見**的理由卻也是人類最難接受的理由：運氣，無論好的或壞的。

派崔克還是無法完全認同。還好即使我覺得自己說服力有限，手邊卻有文獻為證。幾位美國的理論物理學家前陣子發表研究，我猜他們探索宇宙奧祕也是會累的，所以這次的研究主題很有趣，竟然想知道主流運動賽事的輸贏是否可以預測。（原注9）他們的研究對象包括美式足球、棒球、曲棍球、大聯盟以及英格蘭足球聯賽，收集從一九〇〇至現在的大量數據，針對每場比賽計算衛冕者（比賽當時積分領先）獲勝的機率。通過複雜數學計算，這群科學家列出這幾種比賽的可預測性高低（他們傾向稱之為「競爭程度」）。美式足球的競爭程度最低，通常勝者恆勝，相對的英式足球雖非絕對但十分接近隨機。換句話說，英格蘭足球聯賽每次比賽的雙方都有充分獲勝可能，只是整體累積下來仍會有較出色的隊伍。

所以，科學證實了嘛！足球是最有趣的運動，競爭程度最高，或者說最多不確定性，也因此最刺激。當然並非全憑運氣，否則大家對球隊的支持喜愛也就毫無意義。應該思考的是：若自己支持的隊伍百分之百獲勝，看比賽是否還能得到樂趣？想必非也，理想的運動比賽要能在一定程度內預期輸贏而不是聽天由命，卻也有足夠的不確定性才能讓觀眾熱血沸騰到最後一刻。喜愛運動賽事如是，享受人生也應當如是。

派崔克和維琪後來回到英格蘭中部了。腦部重創之後，回歸生活常軌的過程很漫長，有些事情可能再也回不去，但他們有信心繼續走下去，情況也越來越好。後來我與他們斷了聯繫，卻時不時回想起派崔克，不知道生命的種種難關意外他應付得如何。二〇一六年五月我特別擔心他，因為那個月體壇出了件太特殊、太震撼、太難以置信的事情：前一季本來準備要降級的萊斯特城足球隊，居然以五千比一的賠率在英格蘭超級聯賽奪冠。

第三章

失去信仰——憂鬱症與自殺

憂鬱症十分常見，時至今日坦承自己罹患憂鬱症沒什麼好丟臉的，因為每六個人之中便有一位憂鬱症患者或正在服用抗憂鬱藥物。二〇一七至一八年，英國有七千三百萬人領取抗憂鬱藥物處方箋，其中超過一半已經連續服用兩年以上。

湯瑪斯的生活平靜單純，是個虔誠低調的基督徒。他已婚，有兩個小孩，家庭美滿，以卡車司機為業。送貨路途雖然孤寂單調卻也帶來心中安寧，在他看來是好事。三年前，湯瑪斯苦於嚴重憂鬱症，找不到明顯理由和病因，精神科醫師診斷為「內源性」（顧名思義是「源於內部」）憂鬱症。所幸他服藥有效，可以正常上班。然而，有件事湯瑪斯該做卻沒做：沒有告知僱主以及駕駛與車輛執照局（Driver and Vehicle Licensing Agency），醫師建議他繼續服藥。這隱瞞不是小事，即使湯瑪斯不會精神錯亂、沒有自殺傾向、不因藥物嗜睡，換言之，就算他開車依舊安全，但若真出了意外，問題會變得很麻煩。再者，隱瞞此事等同於撒謊，在湯瑪斯的世界裡這是一樁罪。

兩年後，這個「謊言」令他越來越介意，明明病情控制得很好，但他總覺得謊言毀了一切，進而認為自己有抄捷徑的劣根性，什麼事情都無法按部就班。這樣的懊惱在他腦袋裡轉啊轉，轉到最後他堅信上帝認為他是罪人，大家怎麼安慰都沒用，似乎還適得其反。湯瑪斯擺脫不了罪惡感也無法跳離這種處境，最後生出自殺的念頭。他心想，有什麼關係？反正已經得不到救贖。

我建議住院治療，但他拒絕了，聲稱沒有意義也不會有效。這說法我可不同意，只要方式正確，湯瑪斯是可以痊癒康復的類型。

他們腦袋裡在想什麼？

湯瑪斯的腦袋裡出了什麼狀況？簡單描述的話，他「想太多」，而且總是往壞處鑽牛角尖。除此之外，他詮釋事件的角度也是個問題。湯瑪斯並沒有扭曲事實，只是選擇性且片面地思考，認知心理學上稱這種現象叫做偏誤（bias）。

針對憂鬱症，認知理論與其他心理學流派的關注點有所不同，前者不那麼計較思考的內容，更注重當事人思考的模式。多數人對憂鬱症的一般觀點源自失落感，一九一七年佛洛伊德發表〈哀悼與憂鬱〉（Mourning and Melancholia）一文，（原注1）他將喪親之慟和憂鬱做比較，指出其中重疊之處。一般觀念裡，憂鬱症患者所受的苦楚多過實際的失去，包括失去工作、健康、以至於抽象的地位尊嚴等等。社會心理學家喬治・布朗（George Brown）和提莉爾・哈里斯（Tirril Harris）（原注2）發現憂鬱症與病人實際遭遇的負面事件數量有很強的正相關，尤其生命早期喪親者更為顯著，但他們未能提出解釋憂鬱症及其程度的原則。由此觀之，我們更加要思考的是事件背後的意義：為什麼喪親特別痛苦，又為什麼會造成長遠的影響？

　　這時就顯出認知途徑（cognitive approach）的重要性了。以記憶為例，和憂鬱症患者聊起過往，會發現他們心裡被負面事件占據。你（和他們）必須非常努力才能找出正面故事。並非他們刻意選擇哀傷，也未必就是憂鬱症導致，論及情緒與認知之間的關係，很難辨別因與果。針對回憶進行心理學實驗，會發現即使在控制組的情境中，比方說以特定的詞彙或提示來刺激受試者的反應，罹患憂鬱症的人特別容易做出負面聯想，速度也快了許多。這是認知偏誤的展現，受試者並非真的忘記別的事情，只是順位排到後面去了，最先浮現在腦海的思考和記憶直接就是負面的。想像一下，若我問個很平常的問題：上星期你做了些什麼事情？如果你患有憂鬱症，心裡會湧出各式各樣上星期壞的、不愉快的、枯燥的、挫折的、討厭的經驗，至於高興的、愉悅的、甚至平淡平凡的經歷都被擠掉。如此一來，就算本來沒有陷入憂鬱，久而久之必然也會，是個不難理解的惡性循環。從低潮開始，習慣了負面思考之後，這樣的認知逐漸成為常態和現狀，然後憂鬱就生了根。

馬克・威廉斯（Mark Williams）等研究者發現憂鬱症思考模式的另一個特徵是過度類化（over-generalization），特別是個人的自傳式記憶這部分。（原注3）所謂過度類化是指，處於憂鬱狀態的人會執著於一次性的行為、對話、事件，回想過往時也往往以片面概括全體。例如討論校園生活，病患會回答：「我討厭上學，很無聊，大家都覺得無聊。」而不是，「我大學沒畢業，但能認識很多人很棒，我交到一群好朋友。」再以派對為例，病患的反應是：「每次我辦生日派對都好慘！」而非，「我二十一歲生日去酒吧慶祝，剛開始還好，後來有幾個人醉了居然打起來，好慘！」

過度類化的反應沒有重新詮釋的空間，也無法引出與事件有關的記憶脈絡。就像點了網頁的超連結以後不斷被重新導向，思考跳不出迴圈，始終只能搜索出整體而言負面的內容，完全看不到改變的可能。這種情況也可以用反芻來比喻。

悲劇的最好結局

最後我還是說服湯瑪斯住院，理由是他需要休養幾天，不必待太久，這樣也可以更快調整用藥。最重要的則是安全。儘管不甘願，但他接受了。

湯瑪斯的狀態很差，覺得醫護觀察太頻繁失去了隱私、精神科病房太混亂嘈雜等等。要瞭解他很不容易，他對自己背景的描述是「枯燥乏味，不值一提……爸媽對我們不錯，但看不出感情特別好。我常去教會。大概就這樣吧，平淡是福，可是有時候我寧願生活出什麼差錯，至少還有點東西能拿出來說嘴。」

我在處方用藥中加入強效抗憂鬱劑。過了幾週，湯瑪斯情緒好轉，正向一些。妻子珍妮前來探望時看見丈夫的改變很開心，但他說在醫院很無聊、加上想念孩子，求我讓他回家。商量協議之後，決定漸進式提高他回家的頻率，不過必須以他本人和妻子定期評估進步幅度作為判斷基準。我們原本也不希望湯瑪斯一輩子住院，只是不能一下子完全斷掉醫療支援。

起初請假回家時間只有幾小時，這個階段沒出什麼問題，於是後來延長為一天。他出去又回來之後，情緒高昂、態度樂觀。在病房時，他與醫療團隊其他成員、護理師和院內心理師聊過，看來改善不少，也不介意繼續服藥或藥物副作用。湯瑪斯還表示，他相信這次治療能和之前一樣收到成效。後來，我們討論到他出院以後必須告知僱主，院方也會提供文件證明治療有其必要，但不會影響工作能力。他聽了鬆口氣，放下心頭一塊大石。那麼，還有罪惡感嗎？一點也不了，那些想法太可笑，都是憂鬱症的關係，他也不想再理會那些麻煩的教義。聽說丈夫能回家，珍妮當然是開心的，不過她覺得湯瑪斯和以前有點不同。討論過後，我們決定讓他週末回家住，要是一切順利就在下週出院。

那是我最後一次見到湯瑪斯。

到了週二，珍妮一個人來到醫院告訴我事情經過。湯瑪斯平安到家，貌似鎮定，兩人用過晚餐、回房休息，還做愛了，到此為止都很棒。翌日早晨，他載孩子們去學校，孩子下車之後，他把車開上大馬路，將車子停在路旁，走下車。根據目擊者說法，湯瑪斯神情激動，忽然就衝出去遭疾駛而過的大卡車當場輾斃，連急救的機會也沒有。

做愛了……大卡車……輾斃。

我有點喘不過氣來。

珍妮的反應異常冷靜。她說自己必須「撐住」，否則沒人照顧孩子，所以索性別多想。護理師要她節哀順變，最後反而是珍妮在**安慰**對方。她沒怪罪任何人，還感激我們一路以來的關照。不過死亡案件都得經過法醫相驗，珍妮擔心死因判定會打擊湯瑪斯的家人，因為他們認為自殺是重罪。目前她先把孩子安頓在外婆家。

過了幾星期，珍妮打電話到醫院告知後續：驗屍官判定意外致死。他看過病歷，知道湯瑪斯罹患重度憂鬱症住院治療，在醫師同意下回家適應。然而，考量到沒有遺書，況且醫院願意讓湯瑪斯週末回家代表情況一定有所好轉，而他那兩天完全沒提過自殺這件事，所以推論他當時是真的分神沒留意路況。那條道路本來就車水馬龍，行人意外一直很多。

就珍妮的立場，另外兩種可能性更糟糕，一個是自殺，一個則是死因不明。自殺研究者通常認為所謂的死因不明其實就是自殺，在判定上，有沒有留下遺書是關鍵。即使意外致死感覺不大合理，我們並不想推翻判決結果，對死者家族而言，免於蒙羞已是悲劇能有的最好結局。

社會是最關鍵的層面

一九六一年起，英格蘭和威爾斯終於不再視自殺為違法行為，在此之前自殺是觸犯刑法的。（原注4）相較歐洲其他地區，英國自殺除罪化的進程已經嫌晚，但仍先於一九九三才除罪的愛爾蘭。至今在英語的使用中，多數人還習慣以 *committing* suicide 表達自殺這個動作[1]，其實現在說 taking one's own life 這種較不先入為主的說法更好。過去驗屍官寫死因報告時也會對應刑法舉證責任，

1.譯按：以 committing 為動詞代表所做的事情是錯誤、犯法的。

加進「排除合理懷疑」（beyond reasonable doubt）這樣的句子；二〇一八年高等法院判決之後，則開始採用民事標準的「衡量各方可能之後」（on the balance of probabilities）來陳述。

每年英國有將近一千八百人死於交通事故，數字從二次世界大戰之後逐步下降，現在應該進入相對穩定階段。依據近年統計，死者僅約四分之一是行人。作為對比，英國每年的自殺死亡人數大約六千，與交通事故一樣自二戰後漸趨下降。二〇一五年，經過年齡標準化[2]之後，英國的男性自殺率為十萬分之十六，女性為十萬分之五。至於交通事故，無論行人或駕車，實際上為自殺的比率沒有可靠數據可供參考。

光是瞭解自殺就已經困難重重，更不用說預防了。探討自殺的第一個辦法是嘗試進入自殺者的內心，而如果是莎士比亞或托爾斯泰那樣的文豪，便能將其化為巨作。第二個辦法，如果是心理學家，可以針對死者做個心理剖析。最後一個辦法，是從人口大數據和時間趨勢來統計，涂爾幹（Émile Durkheim）可謂此法的先驅。（原注5）

2.譯按：進行不同地區或同地區不同時間發生率的比較時，由於觀察率受年齡組成影響，需要進行調整才能進行比較。

涂爾幹生於一八五八年法國洛林區，若非他踏上不同生涯，原本家裡會連著九代都是猶太教拉比。一八九七年，他的著作《自殺論》（*Le Suicide*）問世。當時歐洲已經進入工業革命夠長的時間，社會秩序與治理良好，因此有大量且精細的國家統計數據供涂爾幹研究自殺。他的著眼點有好幾項變數：國籍、種族、經濟、人口、教育，還有他名之為「大環境」（cosmic）的要素（像是氣溫變化和日照長度等等）。涂爾幹像鑽研塔木德經那樣深入研究自殺，連帶考慮了精神異常和酗酒的比例，但最後依舊認為社會是最關鍵的層面。

他特別注意宗教因素，調查法國各區以及自普魯士到奧地利再到巴伐利亞的日耳曼民族後發現，若其他條件相同時，基督新教徒與羅馬天主教徒之間的自殺率差距實在太大。新教徒的自殺比例始終高得多，某些地方還是舊教徒的三倍。涂爾幹特別點出這個差距與特定地區的基礎自殺率高低無關，無法用教育系統不同等原因加以解釋，甚至也並非新舊教各自的儀式與教義分歧導致。真相是兩種宗教透過其信仰和實踐營造的「集體生活緊密程度」不同，於是對自殺的抑制程度也不同。新教本質上傾向個人主義，所以不會「對自殺有同等的緩和效果」。

這個比較的著眼點放在利己型自殺（Egoistic Suicide）[3]。

沒有宗教信仰的人又如何？他在書中說道：

> 信徒心存懷疑……無法與其所屬宗教共鳴於是選擇脫離，或者個人疏遠家族及政治社群時，他對自己而言亦成為難解之謎，如何能夠迴避內心的苦惱與煎熬：生命究竟有何意義？

他進一步解釋群體歸屬感的重要性，「並非維護虛無縹緲、遙不可及的永生，而是藏於人類精神本質中不可或缺之一環。」如果歸屬感真的消失或崩潰，「稍微引起抑鬱的理由便可能引發極端行為。」此外：

> 無論多麼獨立的人都會保有某種形式的集體性……個人生活中看似造成自殺的近因……實際上只是時機不巧。社會狀態在背後推波助瀾，才導致人一遇逆境便屈服。（*Le Suicide*, pp.229-232）

3.譯按：在涂爾幹的定義下，有利己型自殺和利他型自殺（Altruistic Suicide）。前者是社會整合程度過弱，感到疏離、孤立、厭世的人會選擇自殺；後者則是社會整合程度過強，於是有人會基於自我犧牲、殉道、謝罪而自殺。此外，還有失範型自殺（Anomic Suicide）是社會劇變時失去理智的結果，以及較少提及的宿命型自殺（Fatalistic Suicide），是人無法對抗社會壓迫改變生活，如同被命運擊垮而自我了結。

《自殺論》出版至今超過一百年，但我們在解開自殺之謎的路上依舊彷徨於個人和群體之間。同樣的社會因素（如失業、離婚、經濟蕭條）依然造就較高的自殺率；值得注意的是，戰爭並非原因之一。即使戰爭帶來諸般傷痛，卻也成為社會大眾心中強烈的共同意志，於是反而減低個人了結自己性命的動機。其餘風險因子包括身為男性、曾經自殺未遂、罹患精神疾病、生活缺乏希望、濫用藥物與酗酒等等。現代臨床研究嘗試整合各種面向，發現宗教信仰仍舊有助於憂鬱症患者排解自殺衝動。（原注6）

自殺的人很多嗎？要看相對於何者。與交通意外相比算是多，對於湯瑪斯這種即將邁入四十大關的男性而言，自殺是最為普遍的死因。然而若與憂鬱症患者的人數比較，答案卻又不然，甚至比例相當低。可想而知，預測並不容易。依比例來看，自殺者絕大多數屬於低度到中度風險族群；乍看十分矛盾，然而這是風險評估上常見的邏輯陷阱。與自殺有關的風險因子很多，但沒有某一個特別突出，加上像憂鬱症這種變項的普及率太高，統計起來自然而然變成低風險但母體大的群體占多數。儘管高風險族群（比方說到了一定年紀的男性且患有憂鬱症和慢性病，加上喪妻和失業，還有嗜酒問題）更可能自殺，可是放在整體統計裡**比率**會縮得很小。此外，幾項最具指標性的風險因子根本不能改變，例如性別，男性永遠只能放在男性這個類別底下評估風險。

自殘與自殺

我初出茅廬時在一家中型綜合醫院工作，開始接觸到自殺的案例。有半年時間我在急診室幫忙，那間醫院對急診採取一套創新模式，醫護人員根據專長與經驗分成幾個「小組」，對應預先分類好的情況，例如胸悶組、胃出血組、專門照顧六十五歲以上老年人的小組等等。這樣分組的處理效率驚人，無論救護車送來或自己走進來的病人，大半都能找到合適的地方。我身為新手醫生，又被編在「其他」這個組別，聽起來應該很閒吧，大概就是應付肺炎和糖尿病昏迷之類的，病人不多才對。本該如此，可是一九八〇年代有種急診案例爆炸性成長：刻意用藥過量毒害自己。那時候我一個晚上診斷和送進住院病房的病人常常多達十個以上。

其實我學生時代就見識過不少這類型病患：乙醯胺酚[4]過量引起的肝毒性可以致死，早期抗憂鬱劑有可能引發心搏停止，不過很多藥物過量案例是危險性較低的苯二氮平類[5]藥物，如煩寧（Valium）、利眠寧（Librium）、乃至於其他家中常見藥品，包括抗生素、腸胃藥等等。由於這些「藥物中毒」案例不常有生命危險，但病患多半是在夜晚或週末湧入，所以在醫護眼裡有點像是找麻煩，甚至有些人覺得病患都是自找的，活該受罪。於是有些醫護人員愛給病人洗胃，過程痛苦且很多情況並非必要；也有不少病人被裝上導尿管，可是除非必須監控腎功能，或病人因昏眩或藥物影響有排尿困難，否則也是不舒服又沒意義。再者，面對藥物過量的患者時，許多醫護動作粗魯、態度冷漠，雖然不敢說人人如此，但確實有此風氣。回想起當時的情況，我至今還會打冷顫，也為自己未能挺身而出感到慚愧。過去的我或許以為，對於那些找麻煩的患者來說，治療過程辛苦應可收嚇阻之效。更何況，我一個新人懂什麼呢？

4.譯按：paracetamol，普拿疼等止痛藥的成分。

5.譯按：benzodiazepines，通常簡稱為BZD，為常用的中樞神經系統抑制劑，可治療焦慮、失眠、痙攣。

即便如此，在急診室待了六個月之後，我有另一番體悟，那就是表達同情、避免批判反而更有效。這麼說並非想突顯我特別宅心仁厚、善解人意，而是實務中的親身體驗。那時候我經手的病人很多，有一些需要緊急救治得及早發現，也有一些不肯配合、甚至大吵大鬧。執勤的忙碌夜晚，最不希望遇上的情況是病人無視醫囑堅持出院，三番兩次跑出病房最後得把他綁起來，或者一大群家屬喝醉酒亂發脾氣，嚷嚷要將病人送進加護病房、轉到精神病院，或是帶回家去。

我見過的藥物過量病人有時亢奮、有時氣憤，也有時一臉漠然。最常見是年輕人沮喪失意，覺得生命走進死胡同，當下只要有人輕聲問一句「要不要聊聊是怎麼回事」，幾乎都能打開話匣子。他們因為被拋棄或虐待而陷入絕望，可能是被男友甩了，也可能是被父母掃地出門。好幾次我光是聽故事就覺得不知所措，當局者當然更是無奈無助。這時候公事公辦（「私事我們幫不了，明早就讓你回去」）或者曉以大義（「你知道乙醯胺酚過量會死人的嗎？」）雖然有理，卻容易增加心理壓力，引起對方抗拒。

初級醫師[6]與專科護理師有另一項任務，是評估病人的自殺風險和意圖。

6.譯按：junor doctor，英國制度，醫學系學生學士畢業之後即可擔任初級醫師（可兼具研究生身分）。

直覺思考便能想像，計畫完整度、避免被人發現和阻止的步驟以及手法致命程度（例如跳向火車與吞藥就是不同等級）這些因素都會被考慮在內，不過實際上並沒有能夠綜合量化的公式。雖然可以直接詢問當事人為何想自殺，但很少得到有意義的答案。發揮同理心，不要逼得太緊，對方反而比較願意認真回答。只可惜即使當事人好好說也不一定可信，如果原因是想讓交往對象或配偶自責、讓房東不敢趕走自己這類理由，就算事件脈絡一清二楚，當事人未必說得出口。很多自殺未遂者說「我只是想死」或「我生無可戀」，但根據個人經驗，只要能和對方建立一定程度的信任，他們就會鬆口說：「其實我也不知道為什麼要那麼做」、「我那時候心情很亂，沒辦法思考」、「不想繼續有那樣的感受」。在我看來這些答案更真實。

精神專科一直試圖區別自殘與自殺，還曾經提出「自殺企圖」（parasuicide）[7]這類名詞希望強調其中不同，可惜未能經得起時間考驗。從流行病學的角度來看，兩者影響的族群確實不同。自殘較常見，每年比例為十萬分之四百到五百，案例主要是年輕人，並隨年齡增加而減少。自殺則不同，看不到年齡對趨勢的影

7.譯按：如字面意義，有行為但未成功，即所謂自殺未遂。

響。自殺企圖常見於女性，自殺則是男性較多。然而不同名詞的定義重疊甚多，英國的「精神病人自殺與他殺之全國保密調查」（National Confidential Inquiry into Suicide and Homicide by People with Mental Illness, NCISH）計畫負責人路易斯・艾博比（Louis Appleby）提出「五十法則」方便記憶：自殺死亡者之中百分之五十有過自殘紀錄，自殘行為發生後一年期間自殺風險提高五十倍，因自殘送急診的人裡有五十分之一在一年內會死亡。自殘就像火藥的引線，燃燒過程中常會被撲滅，但偶爾會有一條線躲過重重阻礙引發爆炸。調查內容也強調病人剛出院期間是自殺風險特別高的階段，尤其是第一週、甚至第一天。湯瑪斯就是這種案例。

防治自殺的社會手段

現在想起來，我會做大量文獻回顧，恐怕是無法面對湯瑪斯身亡、覺得對不起他和他家人的一種自我治療。我在文獻裡尋求平靜也暫時逃避傷痛，但確實也發現從人口的層面觀察自殺現象會看到值得思考的現象。由所謂大方向看到的東西，例如流行病學，對部分研究者而言是冷冰冰的數字，就像堆積如山的死亡證明那樣毫無人性。然而從人口出發的計畫，確實改變了社會。

其中一些改變或許只是巧合。一九五〇年代開始，政府將會產生一氧化碳的煤氣改為天然瓦斯，死亡率攀升趨勢不但中斷，還開始逆勢下降，在女性尤其明顯，因為當時女性自殺的主要手段就是毒氣。（一九六三年，知名詩人希薇亞・普拉斯〔Sylvia Plath〕在倫敦住處將頭埋進煤氣爐自殺成功。）採用新燃料大幅降低整體自殺率，而讓流行病學家更訝異的是，沒有發生「方法替代」，也就是舊的自殺手段使不出來，大眾未必會積極另闢蹊徑。

將時間拉長則會發現後來吸汽車廢氣自殺的數字逐漸上升，男性為主，不過一九九三年立法規定加裝觸媒轉化器之後又斷了這條路。（原注7）更加針對自殺的「手段限制」政策是，管控每人每次能購買的乙醯胺酚類或其他止痛藥物的數量，並於一九九八年正式立法，同樣造成可見的死亡率下降，也沒出現明顯的替代手段。目前為止，確實有效的自殺防治策略都是制度面的變革，而且內容簡單直接到令專家有點尷尬。

有個單口相聲[8]表演的段子我一直記得很清楚：

> 政府真的很關心大家，你們懂嗎？我有個朋友心情很差，他覺得受夠了，死了就一了百了，於是跑去藥房要買乙醯胺酚止痛劑。結果呢？居然只給他買一盒，才十六顆而已！拜託，真的以為這樣就能阻止想死的人喔？大家有笨到不會明天再買一盒嗎？人家連死都不怕了，還怕上藥房？[9]

然而常識未必能反映現實。精神科醫師凱斯·豪頓（Keith Hawton）為首的研究團隊提出報告，統計結果是立法過後這十一年間，光英格蘭和威爾斯就有七百六十五條生命因為藥量限制而得救。（原注8）乙醯胺酚過量依舊常見，但很少有生命危險，政策雖然簡單但功不可沒。其他內容簡單的自殺防治方法還包括拆除精神科病房內可以用來上吊的裝置、車站月臺與天橋加裝護欄之類。南亞國家應該考慮對磷酸酯農藥設下購買限制，而美國則可以加強管制槍枝，想必都會顯著

8.譯按：stand-up comedy，常見翻譯為「單口相聲」、「單口戲劇」，或者直接稱為脫口秀。

9.譯按：原文結尾為 Maybe that's why it's 'commit suicide' because you've really got to, like, commit.（commit 有決心、投入的意思。）

改善自殺率。推敲起來，自殺背後或許有歷史因素、社會壓力和精神疾病影響，也有如哈姆雷特那樣慎思後的結果，或如卡列尼娜是無可避免的宿命，但絕大多數終究是一時衝動，只要轉移注意力或稍微設下障礙就能挽回。

話雖如此，我也遇過某些自殺意志特別強烈的人，他們可能有很長的精神病史，也嘗試自殺好幾次。有個乙醯胺酚過量的男性令我印象深刻，他的計畫與執行都很縝密，絕對不是單純衝動，但也導致肝衰竭的嚴重後果，幸好後來康復了。這位病患向我說起自己的幻想，他以為自殺成功以後能在天上看著家人圍在他的墳前哀悼，妻子會為自己付出情感太少而自責，青春期的幾個孩子則會痛哭遺憾沒有多陪陪父親，以前一臉不屑的老闆崩潰地求他原諒，甚至全世界都會感慨並追思生前未獲賞識的善心人士。想來他也是鼓足了勇氣才能坦白說出這些。還有一位女性病患神情哀戚，她說父親是自殺走的，自己很想避免走上同一條路，因為不能丟下孩子自己離開。我聽了很安心，在病歷上註明：雖有自殺風險，但也有「防護因素」作為緩衝。可是故事結局並不溫馨，她終究自殺了。某些人認為自殺是一種自私心態的展現，包括精神醫學專家在內，然而我很難想像為人父母者究竟要陷入多深多黑暗的情緒，才會認為兒女沒有自己拖累反而活得更幸福。

湯瑪斯在生命的最後二十四小時裡究竟想著什麼？曾經「想太多」的他後來似乎活在當下。事後看來，很難不懷疑他是下定決心自殺之後，才找到心靈的安寧。湯瑪斯說自己不想再理會「麻煩的教義」，但內心仍舊渴望有個依歸，而且他對超自然力量的懷疑並沒有得到滿意的解答。顯而易見，那時候我活在自己理性主義的泡泡裡，沒能察覺湯瑪斯其實迷失了方向。若援用涂爾幹的說法，我懷疑湯瑪斯的「精神本質」起了根本的變化，社會性的他已經不復存在。

雖是後見之明，但失去宗教信仰就是極大的警訊。可是為什麼湯瑪斯沒能找到出口或替代品？或許得追溯到處理記憶的模式。他和許多憂鬱症病患一樣，發病初期就表現出過度類化。依據心理學家的分析，以偏概全的思維使人無法檢視過往經驗並從中有所收穫。（原注9）而造成的關鍵問題，就是無法從人生中學到新東西，也限制了創造力。長久下來，原本的世界崩潰，卻無力開拓新的道路，看不到未來方向，失去希望與生存動力。其實若能好好回顧過往，便會留意到一路以來自己的身分早已轉換無數次——於是能夠想像未來充滿可能性，決定自己追求的方向，活出全新的人生。（原注10）

第四章

就只有我倆——醫療關係中的種族思維

天黑不久，一陣急促的鈴響喚起我的警覺。緊急事件，當時我是院內的值班醫師，負責回應緊急呼叫，「禁閉病房出事了。」那裡原本就是我負責的地方，所以事件主角可想而知，一定是朱尼爾。

我氣喘吁吁跑過去，看見現場僵持不下：朱尼爾不斷說他要離開，他希望有私人空間練習吉他，而醫院立場當然不准，情況這麼不穩定的病人隨便放出去後果難料。

朱尼爾發起脾氣來很嚇人，他身高超過一百八十、剃平頭，體重目測可能有一百公斤。雙方又鬧了起來，病人揮舞吉他作勢毆打，一群護理師擋住門口。年近半百的男護理長試圖「緩和」氣氛，輕聲細語安撫朱尼爾。他們關係不錯，兩人都和牙買加有淵源，喜歡聊家鄉事。

「好了，朱尼爾，先放下吉他，沒用的。你是強制入院，要離開房間就得有人陪同，下次找時間我陪你去院子走走，現在先回病房好不好？」

其他護理師用力點頭。

「我們聊聊吧。」我附和道，「住哪一區可以再討論，前提是你先冷靜下來。」

「湯姆大叔和他的快樂夥伴們。」朱尼爾冷笑，眼睛盯著護理長，「奴隸的後代變成奴隸主，滋味如何啊？」接著他轉頭面朝我，雖然嘴角上揚但其實沒有笑意，「釋放我的同胞們！」

他抓著琴頸高舉吉他，渾身震怒顫抖，我們都退了一步。

「放下，」護理長堅定立場。

「好、好，我放下就是了，你生什麼氣呢。」他一派嘲弄語氣。

朱尼爾把東西放在地板上。那是一把十分精緻的古典吉他，打磨光亮還鑲嵌珠母貝。「回大廳去吧。店小二，氟哌啶醇[1]酒莊最好的酒給我來一杯！」

局面穩定下來，大家終於放心。病人若有所思看著地上的吉他，忽然重重一腳踩下去，吉他的共鳴板被踩出一道裂痕。朱尼爾轉頭面朝牆壁，高舉雙手假裝投降，兩個護理師上前去，一左一右把他帶往暫時隔離區。

吉他碎裂的瞬間頗為震撼。我聯想到一九七三年勞勃・阿特曼（Robert Altman）翻拍雷蒙德・錢德勒（Raymond Chandler）的經典電影《漫長的告別》（*The Long Goodbye*）：劇中的黑幫不是傳統的義大利裔美國人，變成了猶太人。有人欠了

1.編按：haloperidol，一種治療精神障礙的藥物，主要作用是平衡腦內化學物質，降低異常興奮狀態。

錢他很不爽，轉頭先愛撫女友一番，欣賞她的美貌，接著突如其來抓起可樂玻璃瓶狠狠往女孩的臉上砸下去。他轉頭對偵探說：「愛人我且不手軟，你的話，連喜歡都談不上。」

經過診斷，朱尼爾罹患的是躁鬱症，現在也常被稱為雙極性疾患（bipolar disorder）。他二十好幾，父親是牙買加的知名音樂家，而他本身也頗有音樂才華，擅長吉他，還會創作歌曲。朱尼爾在英國長大，學業成績向來優秀，進入頂尖大學法學院，但後來發病。此外，他精通武術（他自稱）。

循環性情緒障礙

許多人有情緒方面的問題，精神科稱之為情緒疾患。憂鬱症病人可能會有明顯一陣一陣的發病期，每次發病之間則會回歸正常情緒（euthymia）。有時候他們會出現特別高亢的情緒，若太過極端就稱為狂躁（mania）；狂躁代表情緒引發妄想與幻覺，思考脫離現實，例如以為自己有用之不竭的金錢或超能力、是個天才或超級英雄，又或者聽見來自天國的合唱、宇宙的旋律、上帝的說話聲。處於狂躁狀態的病人精力彷彿無窮盡，能連著好幾天不眠不休，但最後終究會累倒。他們的語速會加快很多，旁人可能聽不懂。

情緒亢奮若輕微且短暫，未達到「狂躁」程度就叫做輕度狂躁（hypomania）。輕度狂躁有時候是抗憂鬱藥物與生理因素交互作用，病人的情緒控制機能太敏感又受到藥物刺激所引起。一開始身旁的人常常會被帶動情緒而跟著興奮，但過不久就會疲乏。輕度狂躁的病人說話也像連珠炮，但還在能跟上的範圍（再快些就不行了），他們樂觀但並未失去理性，不過做事的順序與判斷會扭曲，過度聚焦於自己、不關心別人，容易造成人際關係緊繃。

奇怪的是，狂躁或輕度狂躁的病人很少感到快樂。一般而言，悲、喜是情緒的兩個極端，但憂鬱症的心靈跨越人類熟悉的悲傷，沒入更深沉的黑暗中；輕度狂躁和狂躁則是反方向，病人突破快樂的上限，變得反覆無常、飄忽不定。他們失去耐心和忍耐度：「**我現在就要！**」這是狂躁的特質。與其說他們是快樂，不如說是暴躁。暴躁是我們瞭解不多的情緒狀態，偏偏也是許多人際或精神問題的核心。（原注1）輕度狂躁的人最初表現得正向大方，願意將金錢、財物、乃至於情感託付給別人，但很快就會覺得沒得到應有的回報於是心生不滿——太慢了，怎麼每個人都那麼笨！揮霍導致拮据，各種計畫欲速則不達，生命中的一切對輕度狂躁病人而言都是挫折，挫折久了就性子變得易怒，甚至出現暴力行為。

我們知道生理上有個情緒管控系統，運作機制是化學物質的變化，會受到抗憂鬱劑、酒精及其他刺激的影響。而心理上很可能也有個管理機制，時時刻刻矯正人類情緒回到合理範圍。情緒超出界線就會搖搖擺擺不穩定，所以狂躁的人會忽然傷心欲絕又忽然喜不自勝，與他們相處除了勞心勞力也會滿腹困惑。經驗夠的精神科醫師能夠反過來利用病人特性，引發些許憂鬱氛圍作為控制手段，病人會中斷原本的行為陷入沉思。這樣的沉思不會維持太久，但通常足夠進行簡短而有意義的對話，討論他們當下的處境。

有不少人想過若將腦袋調快一點點會怎麼樣？是否做事就一帆風順、行雲流水？講話一語中的，還能引經據典又機智詼諧？動作順暢優雅、感官靈敏銳利？有些人會有一段時間進入創意與活力爆發的狀態，但在此之後，恐怕是種平衡作用，會有一段時間沉寂下來、甚至無精打采。精神科稱呼這種變化為循環性情緒障礙（cyclothymia）。古人曾視瘋狂為創造力的泉源，若這說法有一丁點可信，或許淵源就是這種受控制的情緒雙極性。換個角度想，也許沒陷入過絕望的人就不懂得真正的喜悅。

雙極性從何而來，為何時悲時喜？我們很容易直覺認為這是一種自然循環，而發瘋之所以是「發」瘋，正是抑鬱過久之後物極必反的爆發。更合理可信的另一種思路，是狂躁或輕度狂躁過後，病人留意到自己的處境、造成的混亂，難免要陷入低潮。沒人能給出肯定的解釋，但確實可以觀察到規律。

瑞士精神病學家朱爾斯・安斯特（Jules Angst）人如其姓[2]帶領研究團隊追蹤大量雙極性疾患病人長達數十年，發現若患者情況嚴重到必須住院的話，其情緒規律性擺盪的情況可能占一生五分之一的時間。平均而言，每次發病持續三個月，每年約發作零點四次。（原注2）病發期間通常情緒也會回復正常，可惜很短暫，最快的話平靜幾小時又進入下一場風暴。許多專家認為主要因素是遺傳，這種情緒規律是基因缺陷造成，不過尚無定論。

2. 譯按：Angst 有「焦慮、煩憂」的意思。

有些病人的發病情況規律到不可思議。類似現象在自然界不算罕見，很多哺乳類動物時間到了就冬眠，包括靈長類在內不少動物的排卵期會對應發情期。人類身上最明顯的當然是女性的生理期，除此之外，行為上沒有顯著的循環規律。文獻中確實也有躁鬱症病人呈現固定二十八天的循環，一九五九年生物學家兼精神醫學家約翰·奎瑪（John Crammer）在《英國醫學期刊》（*British Medical Journal*）中報告的案例特別值得注意，因為主角是個四十八歲的**男性**。（原注3）

人類的許多行為是以二十四小時為週期，比方說大致上是日出而作日落而息，這種循環的生理基礎是複雜的荷爾蒙與神經機制。若循環被打亂，譬如從事三班制工作，或者搭飛機的時差，對個人的健康與情緒會有很大影響。對好發族群而言，外力造成的循環紊亂可能引起雙極性疾患，一個例子是從美國飛到英國容易出現輕度狂躁，但反向航程卻不會。（原注4）

專業領域裡的標籤效應

事發當晚氣氛緊繃，沒辦法和朱尼爾好好講話。經過勸說，他讓我們多加一種藥：氟哌啶醇，強效的鎮靜與抗性精神病藥物。但其實這是朱尼爾吵鬧時自己開口要的。

隔天早上我去病房做例行巡視，護理站回報朱尼爾大約凌晨三點進入淺眠，可是我一進去就看到他已經起床走動，仍然一副心浮氣躁的模樣。他耍嘴皮子講了些唱高音的雙關語，或者「昨天午夜酒吧裡大家玩瘋了」之類的話。此外，他還煽動其他病人，不過大部分病患腦袋比他來得混沌迷茫，也沒他話這麼多。「除了鎖鏈，你們已經一無所有，」朱尼爾告訴大家：「被囚禁的鳥兒們，今晚飛向自由吧！」「**一東，一西，飛越杜鵑窩，哈！**」[3]

我探頭張望。「可以進去嗎？」

「我又沒權攔住你。我是殖民地，是城鎮，是被占領的國土。」他說得齜牙咧嘴，而且切換印度、南非與阿拉伯三種口音。

我看到吉他可憐兮兮地靠在床邊。以朱尼爾昨天那一腳而言，壞得不算太嚴重。「只是可惜了你的——」

3. 譯按：這句話最初出自 Oliver Goldsmith 寫的繞口令，美國兒童幾乎都會，後來被用在精神病院主題的經典電影《飛越杜鵑窩》。

「嗯，我太傻了……**當我的吉他輕聲哭泣**[4]……」朱尼爾自顧自的吟唱起來。

接著我們討論了什麼是「強制入院」，以及昨天晚上他那些言行造成什麼負面影響。我明白朱尼爾很苦悶，而且他的狀況確實有進步，所以最後決定不暫停陪同離房（院內人員隨行），可是他必須等到醫護騰得出人力才能出去半小時左右。我勸他耐心點，雖然住在上鎖的病房裡，但並非禁閉室更不是監獄，只是需要一定程度的配合，病人得與醫師合作。朱尼爾又開始服用鋰鹽。鋰鹽是歷史上第一個情緒穩定劑，而且至今仍然有效。之前朱尼爾按時服藥，正常情緒維持超過一年，是他發病後最長的紀錄，停藥後情況又惡化了。

他入院至少兩個月了。當初他是被警察帶來的，報告上說他在西敏橋附近晃來晃去，究竟是想跳進泰晤士河還是想闖進議會沒人知道。警員上前詢問，朱尼爾很明顯在「胡說八道」，聲稱要發動另一場暴動（他住院前不久在布里克斯頓區發生過暴動事件）。結果警方並不是將他帶回去關起來，而是送到我們這裡。

他願意乖乖遵守規則嗎？朱尼爾跟我講到一半時，就已經顯得無聊至極、坐立難安。輕度狂躁的病人有個特徵是他們會仔細觀察對方，任何小錯或言行失當

4. 譯按：披頭四的歌曲名。

都會被他們視為弱點並加以利用。

「你很喜歡這樣對吧？」朱尼爾一副指控的語氣，我面無表情望著他。「控制，權力，用**規則**壓迫別人。」

「不，其實我非常不喜歡。」

朱尼爾一臉不屑問：「那為什麼這個病房裡都是黑人？」

很好的問題。誠如他所言，精神病院內黑人病患的人數遠比預期來得高，儘管大倫敦某些區域的居民確實以黑人或少數族裔為主，但比例還是偏高。這個問題已經引發關切，也有人深入研究。（原注5）假設之一是：可能有些病毒在本地常見，但來自加勒比海和非洲的族裔是第一次碰上，然後因為兒童、甚至子宮內的胎兒抵抗力不足於是感染，腦部發育與運作受到影響。（由於這種變化太細微，腦部掃描也看不出來，所以非常難證實。）其他假設則有：是否為基因遺傳？（不大可能，有家族病史的病患並不多。）是遷徙的關係嗎？（不能排除，但實際上多數病人是移民的第二代、第三代。）由大麻或其他藥物引發？（有可能，但大麻在青少年間的流行不分黑人白人。）會不會是標籤效應，醫療體系不瞭解來自異文化的人便輕率做出診斷，甚至如朱尼爾所言，是社會對他們的一種控制手段？（不大可能，有牙買加裔的精神醫師在倫敦執業，他們做出相同診斷。）還是對地方性種族歧視的心理反應？一開始我的想法是，種族主義依舊存在於社會整體，但我與我所屬的專業領域並未受到影響，大多數同業擁抱自由派價值觀與社會多元性，遇上病人就治療是醫生的本分。

關於標籤效應，我與同僚以案例模式進行過正式研究，訪問兩百多位英國執業的精神醫師，請他們根據看到的模擬案例發表意見，包括如何診斷、是否預期會出現如暴力行為之類的問題。（原注6）過程中，我們的研究員會偷偷更改模擬案例的病人種族，藉此觀察醫師的反應有何差異。結果發現模擬案例裡的病患是加勒比海黑人或白人時，醫師的判斷並沒有受到太多影響。然而，當病患是非裔黑人男性時，醫師對暴力風險的評估明顯提高。討論此現象時，我們提出社會學的概念「種族思維」（race thinking），意思是刻板印象無所不在，且通常為負面（但並非絕對）。所幸種族思維與意識形態的種族歧視不同，只要得到提醒便能克制。因此指出某些專業領域存在「種族主義」的問題或許有其必要，不過通常也會遭到當事人激烈反駁與反控。這份研究發表早於「麥克弗森報告」（the MacPherson report）數年，該案中警察對待史蒂芬·勞倫斯（Steven Lawrence）的態度被稱作「制度性種族歧視」（institutional racism）。（原注7）

話雖如此，那天我在朱尼爾的病房裡還是上鉤了。我當然沒有種族歧視。反而是他很喜歡將歧視掛在嘴邊，做出不公平的控訴。我的結論是，他就只是不想對自身言行負起責任。

「你**當然**會這麼說啦，白人面對黑人，什麼時候肯承認自己有種族歧視？就像黑人也始終不明白，為什麼到了白人文化底下就會失去自我。」朱尼爾越來越激動。「你懂什麼？**人要有尊嚴**，拉比·伯恩斯（Rabbie Burns）、拉比西格蒙（Rabbi Sigmund）[5]……我比你還適合當精神科醫生！」他最後大叫，「回去讀完法蘭茲·法農（Frantz Fanon）再來跟我說話！」

5.譯按：拉比·伯恩斯是詩人羅伯特·伯恩斯（Robert Burns）的外號；拉比西格蒙是指西格蒙·赫克特（Sigmund Hecht），美國一位改革派的猶太教拉比

究竟誰有種族思維？

一九二五年法蘭茲・法農出生於馬丁尼克[6]，當時那裡還是殖民地。他的父親是中產階級黑人，母親具有多種血統。二次大戰時，法農隨自由法國[7]部隊前往北非和法國本土，在戰場上受傷後獲頒英勇十字勛章。戰後他在里昂修習醫學，專攻精神科，我在圖書館找到他原本要作為論文卻變成首部著作的《黑皮膚，白面具》（*Peau Noire, Masques Blancs*）。（原注8）那個年代，學校認為其內容「過度主觀獨斷」而不予接受，所以一九五二年法農只好以另一篇符合主流的神經精神醫學個案研究完成學業。（原注9）

一九五三年他踏上了醫師生涯，接管阿爾及利亞的卜利達瓊維里（Blida-Joinville）精神病院。院內除他之外還有八位醫師，總共兩千五百個病床。法農實行許多改革，導入職能治療、鼓勵病人參與醫院自治。他也嘗試融合歐裔和非裔病患，結果卻發現對前者有益、對後者不然，非裔病患變得「情感淡薄且顯露敵意」。後來他分析認為，是採取了錯誤的「殖民地風格同化政策」，並引入本地的

6. 譯按：Martinique，位於加勒比海，目前是法國的海外大區。
7. 譯按：二戰時法國的流亡政府。

醫療風俗加以矯正。（原注10）

《黑皮膚，白面具》融合大量文學、人類學、心理分析文獻，引用對象包括佛洛伊德、阿德勒和榮格，以及沙特、黑格爾等哲學家。法農論及白人對黑人的恐懼（「黑人恐懼症」，不過這個名詞已經作古），其根據在於性方面的嫉妒。此外，他也描述自身和祖先們的經驗，說明種族歧視的經驗如何內化成為無法化解的矛盾。「安地列斯群島遭到強占，子民也淪為新文化的奴隸。以前為白人做苦力，後來自己奴役自己。」（原注11）一九五六年，法農加入阿爾及利亞民族解放陣線（Front de Libération Nationale），採取更激烈的行動對抗法國新殖民主義。一九六一年，他擔任阿爾及利亞使節前往迦納時死於白血病。我應該要更早研究法農才對，具加勒比海血緣的病患崇拜這樣一位人物理所當然。《黑皮膚，白面具》時代的法農或許會認同種族思維的概念，後來變得激進的他恐怕則否。

經過治療，朱尼爾的暴躁與自我膨脹的症狀逐漸減輕，能夠開始有較長時間的對談，不至於話題跳來跳去（專有名詞叫做「意念飛躍」〔flight of ideas〕），或者花很長時間在和別人辯論。我與他有很多重要事情得討論：怎麼找工作、修補與親友之間的關係，以及如何避免再度住院。討論時他態度認真到可用憂思來形容，我不禁懷疑難道他進入了鬱期。然而據熟識他的人所言，朱尼爾原本就是個深思熟慮的年輕人。他偶爾還是會想戳一下我的白人特權，說些「對你而言當然容易」、「從小到大沒吃過苦的人」這種話，但我們談到後來主題也不只有治療，還聊到音樂。我說自己會一點鋼琴，還發現爵士樂是彼此的共同愛好。

按照《精神衛生法》，在朱尼爾住院期間，要離開病房就必須有醫護陪同。這條規定依舊令他心煩，也會為此與我們爭執。其實他心裡也清楚自行離開是違法行為，而且其實限制已經逐漸放寬。可是對他而言還是太慢了。當時我是受訓實習的身分，是否解除管制得由會診醫師決定，不過我想了個辦法為他派遣情緒，也可以順道增進雙方關係：我答應找機會陪他外出，在院區內走走，還要他帶著吉他。

之後我帶他到了醫院的體育館，那邊有個很少使用的舞臺，上面堆滿灰塵和壞掉的設備，還擺了桌球桌、空檔案櫃和一些垃圾。不過綠色大帆布掀開之後，有一架博蘭斯勒（Blüthner）[8]音樂會標準大型鋼琴，和保羅．麥卡尼（Paul McCartney）在〈Let It Be〉MV裡彈的是同款。之前醫院聖誕派對的啞劇表演，我用它來伴奏過，所以知道沒壞掉。朱尼爾看得吃驚，「哇」了一聲。幾年前鋼琴大師約翰．奧格登（John Ogdon）來過，親手彈了這琴。（原注12）那時候他出現嚴重精神問題的事情廣為人知，經診斷可能也是躁鬱症的一種形式[9]，一度以醫院為據點在倫敦中部舉辦演奏會。

「來場即興演出吧。」朱尼爾說完自己拉了椅子，給有點損壞但還堪用的吉他調音。業餘音樂愛好者應該都有過這樣的經驗，大家聚在一起玩的時候會彼此點歌培養默契，雖然有時候會適得其反。我提議先從較經典的曲目開始，例如喬治．蓋希文（George Gershwin）的〈夏日時光〉（Summertime）（原注13），這首歌通常反應不錯。

幾輪下來暖身效果很好。朱尼爾記得歌詞，旋律自然流動，我們都很放鬆。

8.譯按：德國鋼琴大廠。

9.譯按：約翰．奧格登最初診斷為思覺失調，後改為躁鬱症，在倫敦莫茲利醫院（Maudsley Hospital）療養。

情境與平日大不相同，兩人像一起逃學的兄弟那樣萌生默契。

「蓋希文的《波吉和貝絲》（*Porgy and Bess*）[10]。為什麼一個布魯克林長大的年輕猶太人，能寫出黑人最黑暗、最深不見底的經驗呢？」他問。

「不就是他的才華證明了音樂無國界？」

「曲子很好不可否認，但劇情是文化掠奪。你們猶太人明明有自己的慘淡歷史可寫，幹嘛搶我們的？」

我不想破壞氣氛，但他這番話究竟什麼用意？想了想我才恍然大悟，原來之前說的「釋放我的同胞」、被占領的國土、拉比．伯恩斯、拉比西格蒙……朱尼爾並不只是想諷刺猶太人從被害者變成侵略者（偏偏我又是蘇格蘭口音），而是針對我個人。或許是為了平衡他心中的權力對等，所以需要找到我的弱點。朱尼爾認定我是猶太裔，但我並不想著墨自己的身家背景。醫病關係終究該有個界線。表現友善是一回事，真正當朋友又是另一回事。我試著轉移話題。

「嗯，來個十二小節藍調如何？」我彈了幾個和弦，他也和了起來。

「**藍的人能不能唱白調？白的人憑什麼唱藍調？**」[11]在朱尼爾的深情吟唱

10. 譯按：音樂劇，描寫一九二〇年代初非裔美國人在南卡羅來納州查爾斯頓地區的生活。
11. 譯按：傻瓜狗狗樂團（Bonzo Dog Doo-Dah）的歌曲。

中，華麗的大七和弦告一段落。

「緩和一下，來個柔和爵士？」我提議。

他和我各自說了幾個樂手，最後我們選擇了小格羅弗・華盛頓（Grover Washington Jr.）的名曲〈就只有我倆〉（Just the two of us）。開場的半音連降比較難，但後面不斷反覆，有很多自由揮灑的空間。

「很好！」朱尼爾說：「我會用這首歌釣人……如果對方是熟女。」

我們咯咯笑了起來，氣氛好了許多。

就只有我倆／在天空造城，

就只有我倆／只有你和我。（原注14）

看看手錶，離開病房超過一小時。我感慨音樂果真有串連人與人的強大魔力，能深入藥物和言語永遠到不了的地方。然而還是該回去了，所以我闔上琴蓋。朱尼爾見狀也收起吉他，手拂過琴身時他微微蹙眉。

「應該可以修……應該吧。」我點著頭安慰。

「唔。今天謝謝了，」他語調溫和，態度誠摯，「很好玩。」

「是啊。」

出去的時候，走到一半朱尼爾忽然停下來，「所以你是不是猶太人？」

我遲疑了一下。「是啊。」

他凝視我雙眼：「那，我是黑人。」

第五章

人如其食——神經性厭食症與個人選擇

有什麼口號比「人如其食」（you are what you eat）更朗朗上口卻又更沒意義呢？比較起來，「為活而吃，不為吃而活」更有哲理，卻很少引起共鳴。飢餓和食慾是人類最強的生理驅力之一，然而就像性慾一樣，我們針對飲食發展出複雜的儀式、習俗，還成為各種商業行為，背後又有一套道德觀念。也就是說，我們的進食行為已經不單純受到演化動力影響。

填滿豐富內餡的聖誕火雞大餐。雅緻的長盤上擺著雕花與肉泥。切割精細如珠寶的生魚片。酸奶經過加工變成乳酪。亞洲街邊剛烤好的爬蟲類。基因改良原料製造的豆腐。港都小販用舊報紙包著炸魚和薯條。世界各地數不盡的漢堡。週五晚上外帶回家的咖哩飯。死刑犯的最後一餐。聖餐禮上的聖體與聖血。有饗宴也有齋戒禁食。簡單的雞湯卻具有神奇療效。

複雜卻又維持美麗平衡的神經荷爾蒙系統控制著我們的胃口。它是生理學家所謂「體內平衡」的一環，也就是說，身體會藉由控制內部環境確保我們時時有足夠的能量。缺乏食物的時候，身體會釋放促進食慾的（orexigenic; *orexis* 為希臘語的「胃口」）荷爾蒙，例如膽囊收縮素（cholecystokinin, CCK）與飢餓素（ghrelin）（原注1），於是我們就會覺得餓，開始想覓食。食物抵達胃部會刺激另外一群荷爾蒙，像胰島素和瘦素（leptin，又稱瘦蛋白），它們會發出訊號給大腦引擎下視丘，要求減退食慾，因此我們會覺得飽。

除了血液中各式各樣的荷爾蒙，神經系統的電訊號也與食慾有關。連接腸胃與腦部的主電纜是迷走神經，胃發送電訊號到腦部製造飢餓感或飽足感的同時，能引發極其廣泛的反射行為，從最基礎（如流口水）到高度複雜（如訂高級餐廳）都有。下視丘內一組名為「刺鼠肽基因相關蛋白表現神經元」（agouti-related peptide-expressing neurones）的細胞，似乎在這過程中扮演關鍵角色。一九五〇年代以老鼠做的實驗顯示，下視丘受損可能導致進食行為消失；反之若不斷施以電流刺激，則進食行為將永無止境。雖然其作用並非簡單得像開關一樣，不過下視丘的重要性毋庸置疑。（原注2）

腦部感官訊號的傳遞站視丘（亦稱丘腦）之下、腦幹之上的部位就叫做下視丘。下視丘將腦部活動往上送，進入腦中央掌管動機和獎勵的區塊，在此轉換為喜好和慾望。活動訊號並沒有停下來，下一站是灰質內高階管控區塊，此時我們會重新琢磨這些感受，例如要不要再次滿足、是否有罪惡感、是否該節食等等。值得注意的是，論及飲食，生理需求與體內平衡很快就被文化和風俗的道德平衡給取代。放到現實生活來看就是個無解僵局：我們究竟是為了生存而吃，還是為了享樂而吃？即使標準特別嚴格的神經科學家也很難反駁這個類比。（原注3）

神經性厭食症（**Anorexia nervosa**）顧名思義是由於神經或精神因素而失去食慾，不同於生理因素如癌症或慢性感染。該名詞於一八七三年由威廉．古爾（**Sir William Gull**）提出，他發現這個病症「多半發生在年輕女性身上」，但其實古人早就已經留下症狀記載。（原注4）許多病人、甚至醫師都不相信喪失食慾根源於疾病，認為起因在於對體重增加、身材發胖有過大的恐懼，與之對應則是過度追求纖瘦苗條。這些心理因素導致不肯進食或者暴食後嘔吐。部分病人回憶說自己並非真的沒食慾，事實恰好相反，他們是長時間忍受飢餓。然而，就像卡夫卡短篇小說《飢餓藝術家》（*A Hunger Artist*）所述，厭食之所以被視為病態，反而是因為病人控制食慾及對抗飢餓的決心和能力太強了。至於其他病人則是挨餓一陣子以後會感覺沒胃口，或許是被伴隨飢餓而起的輕微嘔吐感蓋過，這種現象是身體開始分解儲存的脂肪轉換為熱量，過程中製造出名為酮的物質進入血液，除了抑制食慾，還會讓口中多出一股不好聞的酸腐味。

古爾時代的倫敦正在流行結核病，若遇上體重大減的年輕病人，醫生首先考慮的也是結核病。於是神經性厭食症在醫學上沒什麼地位，主要作為排除結核病的鑑別診斷[1]之用。神經性厭食症到一九五〇年代才受到重視，恐怕也更為常見，而且背負了沉重的情緒包袱。心理分析學家如希爾德・布魯赫（Hilde Bruch）闡釋其中核心的心理元素，例如蛻變為女人、成為獨立於家族的性存在是每個女孩都有的經歷，但過程中她們可能遭遇許多困難，以及更根本的問題出在身體意象上。（原注5）一九七〇年代，女性主義思想家如蘇西・奧巴赫（Susie Orbach）也發表自己的見解，對當代生活中飲食、節食、肥胖這些層面提出批判。（原注6）

至此為止，神經性厭食症一直以我們熟悉的樣貌存在於社會。（原注7）大家都在雜誌或電視看過報導，青春期女孩因為怕胖費盡心機，除了忍受飢餓、讓家人擔心之外，也偶有死亡案例。針對身體意象有個很常用的視覺手法：纖細的年輕

1. 譯按：differential diagnosis，用於區別和排除症狀類似的疾病。

女性凝視鏡子，鏡中倒影卻是個大胖子。

非典型進食障礙

凱特琳不同。轉診醫師在病歷上寫下「？非典型進食障礙」。首先這位病人剛滿四十歲，她不覺得自己太胖，反倒同意這樣子太瘦了。但詳聊之後，感覺得出來她不大想承認皮膚沒有血色、體型骨瘦如柴。此外，她已經好幾年沒有月經。她的問題在於沒有食慾，之前治療的醫生懷疑是「器質性」的問題，也就是腦部病變，比方說腦下垂體腫瘤會導致無月經症（amenorrhoea，又稱「閉經」），下視丘腫瘤則會降低食慾。（原注8）不過磁振造影完全看不到上述兩種跡象，於是我也好奇起來，想多加瞭解她的症狀，特別是「沒有食慾」這部分。但對話中她表現得滿不在乎。

「大家對食物太計較了，每天都在問：『妳想吃什麼？』『要不要一起吃？』不然就是滿口『好好吃喔！』『味道好棒！』一直講個不停，我覺得好煩。」

凱特琳的標準餐點是薄脆餅乾搭配生菜與紅茶，有時候多顆蘋果。她不只是對食物沒有熱情，也認為自己或任何人都不應該喜歡食物。「進食只是生理機能而已，我很受不了有些人，通常是女的，會說自己對食物又愛又恨之類。妳對個……甜甜圈？哪來這麼複雜的情緒？還有很多更重要的事情值得擔心吧。」

她連珠炮似的說完以後會沉默頗久，常常顯得有心事或心不在焉。

「例如什麼事情呢？」我停頓片刻後問。

「嗯？什麼？抱歉我分心了。」

「妳剛才說有很多重要的事情該擔心，像什麼呢？」

「唔，就那些嘛……」

這段簡短談話似乎足以總結凱特琳。進她嘴裡的東西不多，從她口中出來的訊息一樣少。凱特琳有獨特的人生觀，她認為進食只是為了活下去，何必從中獲得樂趣？她對生命中大部分面向都是抱持這樣的態度。

她在愛爾蘭一座小農場長大，上頭有三個哥哥，她是老么也是獨女。快成年的時候，她父親忽然心臟病走了，靠母親繼續操持農場養大孩子。長子、次子留在農場幫忙，三子原本想成為神職人員，後來改變主意投入社工。凱特琳學業表現很好，之後離家到英國念大學，主修歷史。她很愛母親，所以要離開時很不捨。她母親廚藝好、心地善良又大方，可是丈夫過世那幾年沒走出悲痛，甚至變得很「黏人」，凱特琳有種窒息感，覺得還是得離開。農場生活簡樸，家裡並不富裕，所以她進入學術界後表現出不符年紀的勤儉性格。

凱特琳是不是憂鬱症?的確，情緒低落的話，很多快樂都感覺不到，因此憂鬱症的主要症狀之一叫做失樂症（anhedonia）。較少見的情況是部分人因為情緒低落而出現「慰藉進食」（comfort eating）的行為，目的是尋回失去的愉悅感，只可惜結果通常是當事人感到更加絕望和自怨自艾。

我問了幾個有關情緒的標準問題：

- 她對未來有什麼看法？「無論我怎麼想，該來的就會來。」
- 她覺得自己的人生有價值嗎？「目前有，還有要做的事情。」
- 她是否對什麼事情有罪惡感？「嗯，很多。」
- 她是否認為自己是好人？「看『好』的定義是什麼。」

- 她覺得自己憂鬱嗎？「唔，不確定。也許。」

每個答案都沒有說清楚，而且看來並非她刻意迴避。我認為凱特琳從性格上就不希望與人連結過多，她覺得留下越少印象越好。她沒有典型的憂鬱症狀，但又很難歸類（我大多數病人都如此）。

我不死心繼續嘗試：「妳應該不會說自己快樂才對？」

「的確不會，但不是因為憂鬱症什麼的。我和現在多數人不一樣，並不期待快樂。從歷史來看，人類沒有快樂的權力。伴隨快樂而來的……是空虛。把日子過好，試著做好人，至少不要造成傷害。我覺得這樣就好。」

我提起服藥和抗憂鬱劑，原因不是我確信會生效，而是確認彼此立場。她的反應是：快樂藥？才不要。經過五分鐘沉默，我換個角度切入。

「妳怎麼看待自己，譬如說，自己的身體？」

「什麼意思？」

「妳喜歡自己嗎？喜歡自己的外表嗎？」

她若有所思好一陣子之後才回答：「我不確定兩者是同一件事。」

她沒說錯，但順著這脈絡下去會展開全新的一番討論，可惜時間不夠了。

看來要瞭解凱特琳得費些工夫。初次見面評估花了一個半小時，結束時我建議她隔一個月再過來。由於她是透過英國國家醫療服務在綜合醫院看門診，當下我並沒有要她每週或每兩週固定進行幾次心理治療，或者接受可能更頻繁也更難得出結論的精神分析（何況並非我所長）。但話說回來，我覺得自己總該給點**什麼**才對。

結果我建議她吃餅乾的時候蘸些奶油起司。她說好，會試試看。

身體圖式與身體意象

何謂身體意象？佛洛伊德的一段話很有名：

最初且最重要的自我是身體的自我；它不僅是一個表面的實體，它本質上是表面的投射。如果要從解剖學中找到類比，最適合的就是所謂「皮質小人」[2]。

2. 譯按：cortical homunculus，是一種解剖圖示，在腦部剖面圖上標示對應的人體部位，其結果是接近完整但比例及結構極為特殊的「人」。

皮質小人頭在下、腳在上，面朝後，而且眾所周知語言區塊放在左手邊。將身體化為思想中的內在感官、圖形或立體模型之後，它與物理性的身體有著天壤之別。（原注9）

一九二〇年代佛洛伊德寫下的這段話援用了當代神經學發現，那時候以腦部結構呈現完整身體地圖的「身體圖式」（body schema）概念正在興起。二十世紀初期，人類已經確認身體圖式並非一比一對應的複製圖，而是一張對照圖。後來一九三五年，佛洛伊德的學生、神經精神醫學家保羅・謝爾德（Paul Schilder）提出「身體意象」（body image）這個新名詞進一步探究。

神經學研究發現，若大腦頂葉右側受損（原注10）會對身體感受造成奇怪影響，對身體左側尤其明顯。有些案例中，病人覺得自己被切成兩半，完全感覺不到或控制不了左半邊。醫學上稱這種情況為「忽略症」或「半邊忽略症」，雖然是已知疾病但對其病理仍是一知半解。不過此處值得留意的是症狀偏重一側，與身體意象相關的神經疾患大部分都有這個特徵，不僅不對稱而且多半都是左側肢體出問題。

身體圖式不符合所見比例還有其他證據。前面佛洛伊德提到「小人」一詞，其實開始流傳的契機是蒙特婁神經醫師懷爾德．潘菲爾德（Wilder Penfield）。一九四〇到五〇年代，他以即將接受癲癇手術的病患為研究對象，趁人還醒著的時候進行體覺皮質區（somatosensory cortex）電流模擬實驗，清楚呈現身體知覺與大腦部位如何對應，也證實右側肢體由左腦控制，肢體範圍與腦部區塊大小並非等比例。舉例而言，食指末端神經特別多，如果是右撇子則右手食指末端神經會更多，占據更多的大腦空間。類似的還有舌頭、嘴唇、外生殖器，而且對應區塊一樣垂直分割為左右二側。背部、腿部相較起來在大腦的空間少了很多。除了感官小人之外還有運動小人，位置不是頂葉而是與動作相關的額葉。在運動小人上，手指（包含拇指）對應的部位一樣占了很大空間，不過手臂與雙腿在此也至少有與其功能相應的分量。（原注11）

身體部位的實際體積與在腦部占的比例不同，這還只是個開始。除了我們直接控制與認知到的身體，再來是存在於模糊「感受」中的身體，最後是想像中的身體；我們可以一層層從物理世界走進心理世界，再深入浮動不定、有時十分殘酷的社會現實。隨著每個層次越來越不具體，其腦內對應也從體覺皮質區轉移到如顳葉、額葉這些地方，它們不僅僅傳遞資訊，也肩負抽象理解與操作的功能。

與身體圖式相關的神經病症通常是單側化且不對稱的。然而，會送到神經精神醫學部或精神科，或者會導致病人求助整形手術的病症則否，反而大都是對稱或者與身體中線有關，像是鼻子、胸部、肚子、陰莖或整體身材。

尋找問題癥結

後續兩次看診情況差不多。凱特琳準時露面，但她不搭大眾運輸，穿的衣服幾乎都一樣。我嘗試聚焦在她的體重和健康，但她回答不出自己多重（從來不量），我猜約莫是三十八到四十五公斤。凱特琳不在乎外表，也不花時間在鏡子前面。她還說溜嘴，原來連洗澡也能免則免，必要時才洗。不過她沒有繼續瘦下去，至少看不出來。但她依舊沒有月經，這是因為演化知道安全生育需要一定體重做支撐，於是凱特琳體內的平衡系統暫時關閉卵巢。提起這件事，她的反應是：「反正月經對我也沒用？」

她工作與睡眠的時間十分規律，聲稱一天只需兩餐。我很難理解她為什麼能撐下去，腦袋裡跑出來的詞都和食物有關。兩人談話淡而無味，她偶爾拋出一兩粒肉渣給我塞牙縫，但主菜什麼時候才要上？第二次看診完，我忽然好想吃培根三明治——不是比喻，我真的衝出去找了附近一家店填飽肚子。是因為和病人聊飲食會刺激我的食慾，還是某種潛意識投射？凱特琳彷彿對飢餓免疫，還將飢餓感轉移到我身上。我必須更瞭解她，不能讓她停留在營造氣氛的角色，得為她加上血肉、塑造出立體形象。

因此在下次會面前，我翻出病歷檔案內的舊資料。凱特琳二十多歲的時候其實做過心理諮商，後來還零星接受了更深入的心理治療。顯然是個好方向。

第三次談話的開場沒什麼不同，差別在於凱特琳帶了一個包包，裡面都是研究用的資料。她還是一身樸素、身形枯瘦。我從之前聊到一半的生平切入：凱特琳進大學之後決定專攻現代史，尤其是二次世界大戰，直到現在她依舊鍾情這個領域。取得學位以後，凱特琳留在學校當助教並攻讀博士班，雖然花了很久才讀完，但現在已經成為大學講師，而且開始寫書。書的主題是教會與紅十字這些歐洲組織與法西斯主義崛起之間的關聯。

我坦承自己所知不多，請她稍微講解。凱特琳精神一振，看來比起內心感受，她更喜歡聊**自己**擅長的東西。凱特琳表示，在她所屬的學術圈，學者常常探究歷史與地理的陰暗角落以求見微知著，所以為了博士論文她也去了巴爾幹半島各國多次。

接下來她說起克羅埃西亞各組織如何依附納粹，還有塞爾維亞與羅馬碰上什麼災難。她問我有沒有聽過烏斯塔沙[3]，我說沒有。凱特琳搖搖頭一副失望的樣子，然後解釋烏斯塔沙是走暴力路線的民族主義運動，出現在兩次世界大戰的戰間期，因納粹庇蔭而得勢。然而，即使烏斯塔沙民兵本身因酷刑虐囚而惡名昭彰，後來卻連他們自己也無法接受納粹的嗜血狂暴。她進一步說明烏斯塔沙憑藉反東正教立場竟然得到羅馬天主教會支持，時至今日羅馬天主教會依舊不完全承認東正教——出生在天主教家庭，她個人對此深感慚愧。

3. 譯按：Ustashe，克羅埃西亞獨立組織，意為「起義」。

這堂歷史課雖然有趣，但也令我擔心。她是否試圖透過這一大段敘述向我傳達什麼訊息？有好幾種可能。我首先注意到凱特琳除了知識豐富，還對世界上的不公不義及虛偽特別敏感，從醫生的角度不能低估她的心智能力。結果半小時門診時間快用完了，我才繞回主題：她這陣子怎麼吃？有沒有增重？凱特琳卻說她開始吃素了，不確定奶油起司成分所以不敢吃，但會努力試著長些肉出來。總而言之，又是不了了之，我只能繼續鼓勵，勸她不要過分堅持每日兩餐，至少在中間補充堅果，畢竟吃素也得吃得健康。她答應試試看，收拾東西就走了。

再見面是一個月以後，我特別安排了一小時空檔。不知道是不是自己的想像，但凱特琳的氣色似乎好了些，儘管還是很瘦，但兩頰比較紅潤。她說那陣子很忙，但工作順利，找到很多紅十字會的史料，問我知不知道德國紅十字會原來在戰前就被納粹奪走，成為另一部國家機器？真正的國際紅十字會那時候反而得繞遠路，否則無法將著名的「食物包」送到戰俘或集中營的囚犯手中。

我趕快跟她說，雖然我對她的研究也很感興趣，但繼續講下去時間馬上就沒了，還是言歸正傳比較好。她停是停了，不過模樣有些洩氣，接著坐正身子雙臂環胸，態度好像把我當作是不受教的學生。

「那你覺得我們該聊什麼呢？」

「我想問一下……妳病歷裡面提到以前做過諮商。」

「喔，沒錯。之前定期去，那個心理師幫了我不少。但都好久以前的事情了，要我繼續做諮商嗎？」

「那倒不必，只是想知道當初妳怎麼會想到要去。」

「唔，還不就那樣……我不喜歡自己，也不喜歡這個世界。」凱特琳停頓很久，「有一次旅行去了前南斯拉夫，遇上一個英國人，大學中輟、在歐洲各地晃蕩。我挺喜歡他的，以為兩個人是朋友，但有一天晚上他喝醉了就強迫……就性侵了我。後來我得到的說法是，那算不上強暴，但還是……覺得噁心。對方背叛我的信任……之後我就對性、對男人……老實說大概是對所有人沒興趣了。」凱特琳語氣冷靜，彷彿只是陳述事實。

「聽起來很糟糕，妳有報警或求助嗎？」

「沒有，也沒意義。反正我已經走出來了。」

病人這樣自白，對醫生而言很難消化。縱使凱特琳試圖說得輕描淡寫，但可想而知這是她人生中重要的一個環節。同時我必須抗拒衝動，不要一股腦兒認為水落石出真相大白，找到問題癥結之後，一切就會迎刃而解。事情應該比這單一事件還要複雜得多，我該做的是順藤摸瓜。

「真的放下了？」

「嗯。」凱特琳很強調。「有段時間我會自殘，拿刀劃自己。」她指著胸口，「那時候心情很亂，但後來我想開了，做錯事的不是我，我為什麼要有罪惡感。再者，我也不是就真的都不相信男人了，至少不會見到就躲……何況我因此還學會換個角度觀察自己的人生。和戰爭年代的人相比，尤其是當時的女性，我遇上的事情實在算不上什麼。現在大家覺得理所當然的一切，不論食物、房子、情感……其實得來不易。」

我斟酌如何回應。「意思是妳主動放棄，就不會被別人奪走。」

「不，你誤會了。我和其他人不一樣，單純就是不需要罷了。」

真的嗎？凱特琳的確言行一致。她不享受食物，不追求愉悅，這種行為模式令她異於常人，或許製造出一種優越感。

時間又到了。結束之前，我問她最近怎麼吃，她說堅果可以接受，「那蘋果蘸蜂蜜如何？」

「呃，」凱特琳蹙眉：「我試試看。」

噁心與精神疾病

噁心這種情緒的基礎是避免汙染。（原注12）噁心的英文disgust語源為法文*dégoût*和拉丁文*gustare*，原始意義其實就是「不好吃」。最原始的噁心體驗是吃進人類或動物的排洩物，單單是提起這種事就能使人喉嚨發癢、五官扭曲，食道收緊並伸長舌頭，同時閉氣以免吸進臭味，更強烈一點還會有窒息感。看見噁心的面部表情，便足以啟動腦內的味覺區塊。但更有趣的是，還有很多方式可以觸發噁心，最簡單的是各種體液或分泌物，就算不進嘴巴也無妨，單單接觸就夠了。而進入身體的層面則又擴大到性行為上，挑起的反應十分強烈，可能正面也可能負面，或許情色也或許抗拒。噁心在人類文化中有很獨特的地位，催生出各式各樣的禁忌與儀式（宗教對飲食的限制、清潔做法、對性和月經有所規範等等），從原本避免汙染的機制演變為人與人之間的界線——即使是排泄與排遺，來自親近的人就比較能忍受，放大到社會層面則是相近群體的思想與價值觀（雖非體液）較能引起共鳴。我們時常在表達道德情感上的憤怒時說自己覺得噁心。心理學實驗發現，若以便盆裝果汁大家就會不敢喝，即使明知道是全新剛開封的便盆也一樣。同理，許多人看見納粹標誌的物品會自動產生出生理性的厭惡。（原注13）部分精神疾病也可能與噁心有關，強迫症的核心就是對汙穢的恐懼發展為強迫清潔與避免「汙物」的行為。飲食方面的精神疾病也與此有關，（原注14）避免攝入熱量或許是最初動機，但很多人想到三分熟、滴著血和油脂的牛排也會糾結。再者，目前社會大眾對飲食的顧慮已經超越體重，還牽涉到環境問題，對飲食講究和對飲食偏執的界線越來越難判定，許多人放進嘴裡之前要先看產地、純度、營養以及是否可能引發過敏等等。有些專家為了描述此現象，新創一個詞叫做「健康飲食痴迷症」（orthorexia，意即「正確的飲食」）。（原注15）

這是她選擇的生活形態

後來幾次約診，內容變化不大。凱特琳會告訴我她的研究和新書進度，結束前我們會討論這段期間她的飲食情況。她體重確實增加了，而且她發現很矛盾的一點：隨著身體長肉，她反而不再那麼計較吃的東西對不對。此外，她的衣著打扮變得比較鮮艷，不像之前只有黑色或卡其色，還有她不再大老遠走三英里來診所，終於願意搭公車。至於態度與情感，凱特琳依舊保持遙遠疏離。醫學真的就只能停在「非典型進食障礙」這樣的診斷？初次見面時，她的飲食模式對生理造成不良影響，衣著與舉止也透露出身體意象方面的問題：凱特琳心中的自己沒有線條，對外觀不自在。但現在她似乎對自己的身體感到自在許多。憂鬱症方面，她確實有失樂症狀，但背後成因並不單純，她根本不覺得應該從食物上尋求愉悅，人生終極目標就不是追求快樂。她研究戰時的歐洲，讀到許多恐怖與苦難，內心震撼之餘還希望以實際方式紀念犧牲者。在我看來，凱特琳或許不單純是個進食障礙的病患，她是真正的苦行者，願意背負人類的罪，度過善良而單純的人生不求回報，是種值得敬佩的理念。

確實有些學者認為神經性厭食症最早的記載就是中世紀的聖徒生活，女性為了克己和磨練會進行所謂「聖潔禁食」（holy anorexia）。（原注16）我並不認為凱特琳的堅持是做給旁人看的，那是她分析近代歷史與現代生活之後的道德抉擇——過去的人類違背道德，現在的人類忘卻道德。

精神科醫師總是試圖避免對病人做道德判斷，但要徹底執行是絕無可能。過重與肥胖族群雖然占人口比例越來越高，卻也同時遭到最嚴重的罵名。一些願意坦露心聲的厭食症病人會承認自己真的鄙視胖子，覺得肥胖與各種負面品行是一體兩面，像是懶惰、軟弱、遲鈍、貪婪以及體臭等等。罵得如此難聽，若非他們連自己也罵，還真叫人難接受。另一方面，雖然紙片人模特兒風潮被批評為扭曲年輕人對外表的價值觀，廣告語言反而悄悄將享樂與健康的飲食之戰挪為素材，藉由喚起慾望、訴求罪惡感或刻意走「偶爾放縱」路線來打動消費者。（原注17）

後來我依舊沒能一窺全貌。凱特琳的進食障礙只是她選擇的生活形態，抑或是她太過同理烏斯塔沙的女性受害者？性侵那件事又有多少分量，她所謂「算不上強暴」到底實際上經歷了什麼？而且別忘記家庭背景——凱特琳在成長的重要階段失去父親，間接影響了母親的舉止，也許造成她這個女兒以為自己曾經棄母親於不顧。再來就是凱特琳的學術研究，對象是世人總以為象徵無垢與慈善的組織，教會與紅十字會。它們本該是戰亂中的清流，精神分析學派口中「好的乳房」，沒想到實際上有見不得光的一面。這麼多因素，能夠全部串起來嗎？

我很想繼續聊下去滿足好奇心，但又認為凱特琳其實不再需要幫助，便提出將療程告一段落的想法。她同意了，其實她自己也有同感。

「那結論是什麼呢？」她用講師的口吻問道。

我首先表示，考量到她的背景、成長中的特殊經驗，所以她不認為自己理所當然應該像其他人那樣體驗愉悅，進食就是一個例子，享樂只會製造問題。接著我進一步針對她的歷史研究提出心理動力學詮釋，最後的建議則是：要受囚於人類的歷史，或者寫下自己的歷史，交給凱特琳本人決定。

沉吟片刻之後她表示「很有趣」，她認為「也許我說得對」。事實上，她也有消息要告訴我：她邁入「正常」關係的初期了，對象年紀大她很多、離過婚，還剛好是系主任。校方恐怕不會樂見其成。

「就像你說的，好事也有壞的一面，總之這段日子謝謝你了。」

之後凱特琳就與我道別。

我心裡莫名空虛。本來就知道詮釋別人的心理狀態吃力不討好，無論考慮多完備也很少一語中的。「**就是啊！現在都清清楚楚了，怎麼沒早點想通呢？**」這樣的對話很少見。我認為最好的詮釋不在於證明什麼，而在於刺激思考，激盪出對於問題的新觀點——你**快要**說對了，只是有些需要修正之處……

病人好轉最重要，不過真要檢討起來，我還是有點做過頭。我不該假裝精神分析師。我的專長是神經精神科，或者，必要的話，也可以充當營養師吧。

大約一年過後，凱特琳打電話來表示想約個時間見面。我怕她情況惡化便答應了。那天，她步履輕盈走進來，沒特別打扮卻容光煥發，一開口就說：「想介紹個人給你認識。他叫法蘭西斯，是我老公。」法蘭西斯上前時一臉羞澀，他頭髮快掉光了，身材微微發福，身上西裝有點皺，但整個人有股寧靜祥和的氣息，與我握手之後說：「久仰大名，凱特琳提起你好多次。」

真尷尬。

「還有，」凱特琳推著娃娃車進來，「我們的孩子，名叫馬修。」

第六章

無聲的音樂——無解的精神病症與電痙攣療法

這裡氣氛詭異。封閉的小病房內有六張床，電燈光線慘白，螢幕上波紋起伏並發出規律的嗶嗶聲。制服整齊的醫護人員拿著寫字板一邊做紀錄、一邊輕聲說話，牆邊擺著許多可愛玩具，放大的彩色照片裡有年輕人自拍鬼臉、高空彈跳，也有插了二十一根蠟燭的生日蛋糕。

病房裡收容的病患皆處於持續性植物狀態（persistent vegetative state, PVS）（即俗稱的植物人）或最低意識狀態（minimally conscious state, MCS），全部都是受到「重大腦部損傷」（catastrophic brain damage，很難得有這樣不拐彎抹角的醫學名詞）。在年輕人的情況，所謂的重大腦部損傷通常是外力造成，譬如交通事故，而病歷上也常常簡單寫著「卡車撞人」、「汽車撞單車」之類。較少見的情況是腦炎，也就是病毒感染腦部。撇開年齡差異的話，腦出血、腦腫瘤以及過激的神經手術都是可能的原因。還有一種可能性是缺氧，發生在心臟病、勒頸（或許是上吊自殺未遂）、溺水，或者嚴重新陳代謝紊亂如長時間低血糖（糖尿病患者胰島素過高時）等等。也有許多個別的罕見成因，包括影響基礎生化作用或引發腦組織退化的遺傳疾病累積導致。

等待法官判決的病患

那天我是以顧問身分前去觀察一位四十二歲的思覺失調病人馬利克。他前陣子不知道是失足墜落還是自己從三層樓高的地方往下跳，造成頭部嚴重創傷陷入昏迷，後來意識慢慢恢復，雖未清醒但偶爾會大叫，還會伸手抓餵食管，模樣看起來很難受。入院前馬利克有服用抗精神病藥物，但負責照護的團隊不確定是否應該繼續給他服藥。神經精神科醫師常遇上這種問題，可惜截至目前為止沒有可靠的臨床試驗資料可供參考：病人究竟是真的「難受」，或者只是身體對侵入性的維生醫療做出本能反射？馬利克的思覺失調，或者假設他曾出現過自殺衝動好了，因為意識逐漸恢復又表現出來了嗎？這些問題現階段根本無法判斷。病人年邁的母親在門口徘徊，我一回頭正好與她對上眼。

「醫生，他能好嗎？」

老太太英語說得很好，只是略帶南亞口音，看上去應該教育程度頗高，態度禮貌而直接。我解釋說自己並不是治療團隊，不太適合表示意見。當然我也明白這種答案聽起來就是閃爍其詞。

「您是神經精神科的醫生對吧？」

「嗯，不過——」

「那您應該知道，馬利克還年輕就發病，精神病史好多年了……一直反反覆覆吃藥打針。」

「嗯，我知道。我認為他或許該恢復用藥……只是有沒有幫助很難說，而且也可能影響他醒過來的時程。請妳明白，目前醫學還沒辦法判斷妳兒子這個情況該怎麼處理最好——」

「我懂。只是我還是好奇，有沒有可能……也許在醫生的角度會覺得我太傻了，但有沒有可能他其實……已經變得更好了？以前不是針對思覺失調有過腦白質切除術這種療法嗎？就是把大腦壞掉、發瘋的部分剔除，結果人就好了？就像電腦出問題，工程師也會說重開機試試看，有時候真的就解決了！」

這種說法倒是出乎我意料。恐怕是為人母的絕望情緒導致她寧願相信重大腦創傷能讓兒子因禍得福。

走向病房門口，我忽然分了心。最外面的病床上躺著一個二十歲左右的年輕女性，雙臂擱在被子外面，眼瞼不斷顫抖。點滴架上有一包白色液體順著管子流向腹部，年輕醫生在旁邊探身檢查。

「艾瑪、艾瑪，妳還好嗎？」

沒反應。眼瞼抽動停了幾秒又繼續。

「艾瑪……聽得到嗎？」

還是沒有反應。醫生輕輕用食指和拇指將病人眼瞼往上提，也就是強迫她張開眼睛。艾瑪的眼珠隨即向上翻轉，露出白色鞏膜。這種反應叫做貝爾氏現象（**Bell's phenomenon**），人類閉上眼睛卻被外力撐開時，就會出現這個反射動作。出現貝爾氏現象就代表病人身體主動抗拒被迫睜開眼睛，無論外觀看起來如何，患者實際上清醒且對環境有知覺。年輕醫生聳聳肩，轉頭準備離開。我叫住了他。

「她是什麼情況？」我低聲問。

醫生搖頭說：「沒人知道啊。」

後來我打電話給主任醫師，先討論了馬利克的狀況與用藥，並安排後續計畫。掛斷之前我忍不住問起艾瑪，主任醫師的專長是復健醫學而非神經科或精神科，她坦承對艾瑪的表現有許多疑惑。

「其實我早就想請你或你同事過去看看，」主任醫師說：「可是艾瑪身上有官司，她爸爸認為醫院處置越多，狀況只是越糟糕，所以拒絕更多檢查。但地方當局持反對意見，還在等法官判決。」

腦損傷與意識程度

當人的腦部受到重創、功能出現障礙，雖未造成死亡，但往往會陷入昏迷。所謂昏迷，定義是無法回應與喚醒的狀態。無論照護者如何努力，病人不會睜開眼睛，也不會表現出「對自身或環境有知覺的跡象」。（原注1）然而，從昏迷到完全清醒之間，依照意識程度又可略分為幾個等級，最低等就是植物人狀態。儘管昏迷不醒，植物人的「植物性機能」，包括循環、呼吸、消化等等都可以正常運作；此外，植物人會睜眼，有時候還會表現出類似清醒與睡眠交替的循環。即便如此，當事人還存有多少意識令人懷疑，因為他們不會展現重複的、有意義的行為，對於感官刺激，如強烈的噪音和光線、語言責罵、被捏或掐等等，也都沒有反應（僅有反射痙攣）。沒有證據指出植物人能理解語言或以語言溝通，最重要的是，不存在對自身或環境有知覺的跡象。以英國而言，病人進入這種狀態超過一個月，就稱為持續性植物狀態；超過六個月，則是永久性植物狀態（腦部重創的情況則以一年為限）。如果植物人有起色，往上一級就是最低意識狀態，此時會出現有目的的行為，可惜非常罕見且不規律。所謂的有目的行為包括：對感官刺激的反應、知覺存在的跡象，抑或是基礎的雙向溝通。再提升一級，病人開始有較規律但仍極度受限的行為，例如東西放在手裡會抓住、能夠執行簡單的指令、可以認人、對熟悉的面孔與聲音表現出悲喜，甚至有可能說出簡短字詞。如此一來就更接近重度殘疾，不過必須花費數日或數週時間詳細檢驗多次，而且必須在能夠確認病因的前提下才能做出這種診斷。

持續性植物狀態或最低意識狀態沒有簡單的測試方式，必須確認所有感官模

式並反覆檢驗。不過醫師通常會先嘗試各種救治手段，真的無效以後也會利用X光和其他技術對病人進行全面檢查分析。（原注2）

這樣的掃描與檢驗會顯示出腦部損傷的範圍很大。而若到了最後時刻，也就是死後的解剖，有時候甚至距離意外事件已經過了多年，近距離的觀察會發現，腦部除了預期的撞擊點、出血、阻塞等等，常見情況之一是瀰漫性軸突損傷（diffuse axonal injury），也就是白質的神經纖維廣範圍斷裂，再來也幾乎都能看到視丘受創。視丘位於腦中央，是訊號傳遞的中繼站，完全或近乎完全失去意識的關鍵，就是此處出了問題。相對而言，位在下方的腦幹負責基礎、「無意識」的植物性機能，這裡的損傷情況就很少，否則病人應該也活不成。（原注3）

與持續性植物狀態或最低意識狀態相似的一種殘酷狀態，叫做「閉鎖症候群」（locked-in syndrome），患者完全無法講話或動作，然而可以眨眼、睜眼，典型情況還能控制眼球上下移動。困在肉體中的病人其實意識完全清楚，儘管費力但能透過眼球動作與外界溝通。這種交流方式留下幾部令人震撼的傳記作品，其中最有名的是《潛水鐘與蝴蝶》（*The Diving Bell and the Butterfly*）[1]，作者為法

1. 譯按：作者罹患閉鎖症候群之後僅能控制左眼眼皮，並透過此動作留下回憶錄。曾改編為同名電影。

國記者多米尼克・鮑比（Jean-Dominique Bauby）。（原注4）腦部較上層部位的訊號透過腦幹上段前側的橋腦傳達到身體，若此處的神經纖維束被截斷，就會引發閉鎖症候群，常見原因是位置特別的血栓或內出血。由於控制眼睛肌肉的神經纖維正好不在這個區段，所以未受影響，身體其餘部分則沒能倖免。再者，由身體別處傳送到腦部的訊號、特殊的感官（視覺、聽覺、味覺、嗅覺）走的也是不同路線，所以仍能運作。

如果閉鎖症候群的患者被誤診為植物人，光是想像就知道有多可怕；而將最低意識狀態誤診為植物人也不遑多讓。即便如此，醫界估計，被誤診為植物人的機率高達四成（原注5），主要原因是例如目盲之類主要感官功能障礙造成評估的複雜性，以及病人的意識表現可能極為短暫又難以察覺。反之亦然，將無意義的呻吟或蹙眉詮釋為對環境的反應也時有所聞。但我們又怎能怪罪親友、照顧者、以至於受過訓練的專業醫護，不肯放棄最後一絲希望呢？加拿大的神經心理學家安卓恩・歐文（Adrian Owen）率領團隊利用磁振造影進行研究，發現腦部執行特定功能時對應區塊的血流會出現細微變化。當時他們的研究對象是一位車禍後被視為植物人的二十三歲女性。

研究人員追蹤這個案例五個月，透過請女性患者想像自己正在打網球，偵測她腦部的運動輔助區（位於腦部較前側，負責形成動作計畫）；或者請她想像自己走在家中，調查海馬旁迴（parahippocampal gyrus，目前被認為負責繪製和儲存熟悉環境的地形圖）的活動變化。（原注6）藉由這種模式，病人等同能夠回答是非題，當然前提是有足夠的意識以進行有意義的溝通。一般而言，大家下意識認為能夠對話、透過問答便能推論一個人的所思所想，我們認為意見交流理所當然代表意識存在，不過哲學家與人工智慧專家針對這點還爭論不休，著名的圖靈測試[2]便是一例。（原注7）利用磁振造影描繪腦部運作狀態並非易事，且需要高度複雜的軟硬體設備，如何將這些發現轉換為簡單可用的臨床檢驗尚待進一步研究。

廣泛性拒絕症候群

艾瑪的情況並非一朝一夕，而是經過長期醞釀。她是獨生女，母親米蘭達先

2. 編按：Turing test，一九五〇年提出的著名思想實驗，用於判斷機器是否能夠思考。

前多次流產，因此特別珍惜這個寶貝。但艾瑪是個早產兒，出生時身子虛弱，頭幾個星期都待在新生兒加護病房，這點或許也影響到親子間的相處模式，夫妻更擔心失去孩子於是呵護備至。後來艾瑪發育正常，進入普通學校就讀，成績略高於平均，有一群好友，但手腳不靈活也不擅遊戲。又長大幾歲，父母開始和學校有了爭執，第一次起因於夫妻倆希望校方對艾瑪進行失用症（apraxia）[3]評估，若得到證明則教育體系得視其肢體笨拙為特質，除了提供輔導，考試時也必須基於她書寫能力較差而延長應答時間。

上高中是一大難關。「大型校園」對艾瑪而言很有壓力，一開始因為頭痛去保健室找護士，久了理由變成疲勞。家裡的況也起了變化，她母親是藝術家，在這時候決定離家搬去藝術村。夫妻最終認為理念不合決定離異。父親查爾斯是資深公務員，本來期待妻子能擔起傳統主婦的角色，卻發現學校找家長、辦家長會都得由他出面，功課也是他來教。米蘭達則認為丈夫思考越來越僵化，女兒也在學校受到太多壓迫，兩個人都失去創造力。雪上加霜的是查爾斯健康亮起紅燈，被診斷出淋巴癌、接受手術與化療，但醫師對復原的預測並不樂觀，癌細胞

3. 編按：一種認知障礙的症狀，特徵是無法執行學過的技巧，進而影響執行日常生活任務的能力。

已經擴散到骨髓，或許也進入肺臟。查爾斯衡量眼前的選項，覺得繼續化療效果有限，不顧腫瘤科醫師的反對與勸告，拒絕接受化療。然而，之後將近十年查爾斯活得還可以，他改變飲食習慣，甚至放下過去崇尚的理性思維，投身另類草本療法。儘管查爾斯沒有聲稱自己改寫命運，但顯然對醫學權威與正規治療信心大減，從他的角度看來，醫生確實並非無所不知。

同時間艾瑪情況不斷惡化，有時會說感覺自己快暈倒了、累得不行所以沒去學校。原本她已經以類似原因申請免上體育課，但查爾斯開始擔心是否有其他校園問題，如霸凌之類，可是調查後找不到證據。艾瑪的體能越來越糟，做父親的只好帶女兒去找家醫。這位醫生看著艾瑪長大也十分謹慎，全家人都很信任，甚至還安排了一對一談話，確保不是父女之間出了什麼差錯。最後醫生判斷艾瑪成長發育都正常，連傳染性單核白血球增多症（glandular fever）[4]的檢驗也做了。雖然測驗結果為陽性，但也只能證明她曾經感染過病毒（她的同儕有九成都會感染）。家庭醫師理解青春期女孩沒有母親陪在身邊，還要擔心父親不知能活多久，想必心裡非常煎熬，但認為沒來由的疲憊應該過陣子就會自然消失。

4. 譯按：病毒造成的傳染病，發病者會覺得疲勞，但多數是輕症且感染後即有免疫力。

查爾斯不贊同醫師的結論，他認為女兒一定是生病了，而且忍不住內疚認為是自己害的。於是他常常去找學校護士，幾乎和見導師的頻率一樣高。護士察覺到固定規律：如果說服艾瑪到校，她能支撐過中午，但很快就會意識模糊，最後不得不送回家。護士提出「慢性疲勞症候群」或「肌痛性腦脊髓炎」（myalgic encephalomyelitis）[5]這種假設。查爾斯上網搜尋之後非常訝異，居然那麼多人討論這種疾病。其中部分資料看就知道不可靠，像什麼風潮飲食、特異過敏或一些美國「專家」提供的古怪療法，但撇開那些不談，剩下的說法似乎很有道理。自助團體給的建議十分明確，就是不要強迫，否則會更慘。讓病人按照自己的步調生活，未成年人可以的話就在家自學。他們說醫生不瞭解又態度傲慢，以為都是心理問題，給「精神科」處理就好，不當作真正的疾病加以治療。但令人憂心的是，許多相關作者自己後來嚴重殘疾、臥床不起或需要接管餵食。

查爾斯決定自力救濟。他人面很廣，認識一些國會議員，也明白體制如何運作，於是開始向校方提出訴求，希望有更多協助、給艾瑪更多彈性，也向英國國民保健署請求全面性治療與更符合人性的補助規定。在查爾斯看來，女兒情況

5.譯按：兩者其實指同一件事，但脊髓炎的稱呼有爭議。此症定義為慢性、持續性的疲勞症狀無法恢復，發生期間連續六個月以上，且能夠排除已知的疲勞原因。目前病因不明，也沒有任何可靠的檢驗方法。

持續惡化，而且的確是學校越要求艾瑪與同儕們相處，她的體力就越差。艾瑪越來越孤僻，更多時間躲在房間不出來，還常常拉下窗簾、戴上耳機隔絕外界噪音，起身只是為了上廁所。若要她做這些以外的事情，她就會覺得頭暈無力。查爾斯與女兒好好談過，感覺不出她有憂鬱症，而且艾瑪表示自己也希望當個正常人，卻偏偏患有肌痛性腦脊髓炎。家庭醫師曾經表示要幫她轉診到精神科，她拒絕了。查爾斯後來帶她去一間聲稱專治慢性疲勞症候群的私立醫院，收費會花光積蓄但他認為值得。那所醫院也確實認真，做了更多檢驗，結果指向某種免疫問題，卻無法清楚解釋，自然也就提不出治療辦法，只能讓艾瑪決定自己的目標，假如她想接受療程就坐輪椅去，要是她當天覺得起不來也不會強迫。

過了一整年，艾瑪的身體狀況更差，幾乎無法下床，開口吐出幾個字就會覺得疲倦想睡。查爾斯散盡家財，那間醫院給的答覆卻模稜兩可：或許艾瑪是無法治癒的那百分之二十五，又或者她本人**沒有**想好起來的意願。難道繞了一圈，還是精神問題嗎？查爾斯其實內心震怒但隱忍不發，決定將女兒帶回家找別的辦法，例如聘請二十四小時的看護與居家護理師、訂製特殊病床與升降裝置等等，若有必要他會親自照顧女兒並且兼差賺錢。從這個時間點開始，拉開了新戰線——家醫不同意查爾斯的構想，並指出或許艾瑪的病情裡，暈眩並非原因而是結果，源於她太多時間都是臥床。醫師特別強調艾瑪的肌肉量嚴重不足，會覺得衰弱是理所當然。雖然要花很長時間練習，而且起初艾瑪會覺得一活動就累得不行，但只要能逐漸將肌肉養回來，她絕對能夠康復。基於這個判斷，醫師也不願為查爾斯申請居家護理師背書，反而想開抗精神病藥物給艾瑪試試看。另一方面，學校擔心艾瑪錯過太多課程，於是整個事情驚動到地方政府，兒少單位開始討論是否有必要介入「保護」——父親和女兒的關係黏到這個地步是否有點奇怪？

查爾斯將自家樓下客廳改裝為女兒的新臥室，加上各種無障礙設施，也付錢請來私人看護。艾瑪一些朋友曾經拜訪，但聊起晚上出門玩、跟男友相處以及之後上大學的計畫總覺得尷尬，久而久之還是疏遠了。一到晚上，她常常埋首枕頭啜泣。最後只剩下當地支援團體不離不棄，也是查爾斯唯一能依賴的對象。

好幾週以後，一天半夜，他醒來發現女兒居然下了床倒在地板上，看起來好像是抽搐，所以立刻叫了救護車。艾瑪被送進急診室。

驚心動魄的一夜過去，得到的診斷是「非癲癇發作」的抽搐。艾瑪入院、接受完整檢查，包括脈搏、血壓、胸腔、腹腔和心臟，但找不到任何異常。這種無反應的病人在神經科也算常態，所以按照慣例做檢驗，同樣沒看出問題：反射都還在，隔天的常規腦電圖和斷層掃描、心電圖結果都正常。重複驗血都找不出病因，只有一點脫水跡象。無論如何，用看的就知道艾瑪狀況非常不對，始終沒反應還失禁，躺在病床上渾身癱軟彷彿布娃娃。她眼睛閉著，眼瞼偶爾顫動，包含對父親在內的人都不說話，只能透過鼻胃管攝取液體及養分。護理人員嘗試各種辦法鼓勵她起來互動，但徒勞無功。

過了兩星期，精神科參與會診，表示根據病歷與惡化情況，應該讓艾瑪住進精神科的青少年病房。查爾斯並不滿意這個結論，他比較希望醫療團隊承認女兒患有慢性疲勞症候群，需要時間休息康復。

過了幾天，負責兒童與青少年的精神科醫師過去探視，與父女倆待了一會兒，也和家庭醫師以及護理團隊討論。他提議更多高科技的檢查，希望確認是否有罕見的代謝異常或毒素，但結果依舊都正常。病歷上他註明自己從未見過這種案例，不過聯想到所謂的「廣泛性拒絕症候群」（pervasive refusal syndrome）。（原注8）

廣泛性拒絕症候群由英國兒童精神科醫師布萊恩・拉斯克（Bryan Lask）於一九九一年提出。（原注9）該症候群初期的症狀與艾瑪的疲勞類似，後來會加重到病人完全不願動作或談話（有可能對特定的人開口，通常是家人或照顧者不在場時）。出現症狀的孩童不肯規律進食，有時候甚至不自己如廁。但與艾瑪不同的是，廣泛性拒絕症候群患者是主動抗拒，有時會表現出憤怒情緒、甚至攻擊行為，有人接近時會轉身迴避、在床上翻滾或蜷縮成一團，若嘗試拉他們起身或轉向，他們還會用力掙扎或大叫哀號。女孩病例較男孩為多，一般來自中產階級家庭，性格認真、甚至完美主義，與雙親之一或兩方有情感「糾結」的問題。壓力或生理疾病有可能觸發廣泛性拒絕症候群，治療多半要住院，尤其考量到病人體重減輕，且適度拉開他們與父母距離有其必要。漸進式的溫和鼓勵、仔細瞭解孩童的恐懼與憂慮、輔以肢體復健頗具效果，只是得花上好幾個月。廣泛性拒絕症候群在醫界還屬於爭議主題，有人認為它是獨立的病症，但也有人懷疑根源是重度憂鬱、社會焦慮、神經性厭食症或思覺失調，或者是病患處於如身體或性方面虐待這類社會情境下的自然反應。

不幸的是，艾瑪入院時接近十八歲，青少年病房自認不適合接下這個年紀但又沒上學的病人，建議轉到精神科的成人病房。兒童精神科醫師則表示以艾瑪的情況來看，不分年齡的精神科急性病房並非好選擇。而病房管理部門更直接說她是「平白無故占一張床」。查爾斯實在聽不下去，再次決定介入：一連串過程導致巨大身心壓力，結果卻無法提供有意義的治療，他認為女兒每況愈下，何苦留下來繼續那些檢查？聽精神科醫師的話根本浪費時間，不如將艾瑪帶回家自己照顧。

這一開口，除了醫院，心理衛生、兒少保護、社工與法律顧問這些團隊全都跳出來反駁。艾瑪還插著鼻胃管，生活起居完全需要別人照料，父親也提不出後續計畫，怎麼可能說回家就回家？雙方僵持不下，查爾斯找來律師團主張他身為父親應有權參與決定，且醫療體系應顧及當事人意願，指出艾瑪有能力做決定和維護自身利益，並引用了《心理衛生法》（Mental Health Act）與《心智能力法》（Mental Capacity Act）強調她有權接受治療也有權拒絕治療。鬥了好幾星期，最後結論是暫時安置在「腦損傷高依賴性病房」等待長期解決方案出現——我也在這個時候加入了。

真正的疾病與精神疾病

好幾個月之後，高等法院判決下來：艾瑪被轉到神經科專門醫院一段時間，接受詳盡檢查確認病因和治療辦法。檢查花了三週，所有想得到的體液，包括血液、尿液、腦脊液都驗過，因此排除新陳代謝、感染、免疫失調方面的問題。肌肉切片檢查也沒事，磁振造影看到腦部和脊髓都與常人無異。

腦電圖（electroencephalography）也做了，目的是測量腦部產生的微弱電流活動，方法是在頭皮接上好幾十條細電線偵測電壓，將測到的結果組合起來就能得到一張腦部活動的地圖或「蒙太奇」[6]。腦電圖是檢查癲癇最準確的工具，癲癇患者的腦電圖上會出現不對稱的劇烈波峰。此外，腦電圖也利於判斷意識的有

6. 譯按：montage，源自法語，即拼貼、組合的意思。

無：休息狀態下測出的腦電圖乍看是一團莫名其妙的波紋，實際上根據頻率特徵便能分解為可判讀的波段。α波在八到十三赫茲間，是有意識時的頻率，容易在頭皮下半部偵測到，受測者閉起眼睛放鬆時會更明顯。θ波頻率是四到八赫茲，δ波則在四赫茲以下，這兩種波通常在背景起落，可是意識受損時反而會突顯出來。睡眠時的腦電圖有另一套判斷標準，然而熟睡狀態主要是頻率慢的波形，尤其不會出現代表意識清醒的α波。頻率比α波還高的話通常是病理現象，常見成因包含酒精與藥物引起。植物人或處於最低意識狀態的患者沒有標準的腦電波圖示可供參考，因為隨著病人腦損傷的部位及程度不同，會出現個別差異，但通常得到的圖形會非常紊亂。目前能確認的是，若出現普通α波代表並非昏迷或植物人。（原注10）腦電圖持續進行數日以捕捉艾瑪的動眼、細微動作（儘管也有可能是癲癇抽搐）以及睡眠狀態，圖表明確呈現出α波存在，而且與別的檢驗一樣指向她並未罹患特殊疾病，腦部就生理層面來看健康無虞也有意識。

但還有一個檢驗能做。腦電圖的原理是所謂的誘發電位或事件相關電位，也就是在接收刺激以後幾十毫秒內出現的波形。使用的刺激可以是閃光、聲音或從其他感官下手，但也可以製造更複雜的刺激序列，例如一連串聲音之中只有一個特別突兀，或者病人熟悉與不熟悉的人物和景物圖片、書寫或口說的字詞語句等等。刺激重複數次，便可從背景活動中獨立出誘發的波形。發生在刺激之後約一百五十毫秒內的持續波形或電位代表感官的初期認知，並非有意識的反應，然而若是在兩百五十毫秒之後（約四分之一秒）則代表大腦已經有複雜的運算。舉例而言，播放重複的聲音，中間夾雜了突兀的走音，腦電圖在聽見怪聲後大概三百毫秒時出現正波（原注11），代表我們成功騙到了受測者的大腦預期反應。或者朗讀看似有意義的句子給受測者聽，句子結尾是一個莫名其妙的詞，通常詞彙出現後四百毫秒以上會得到負向電位變動，也同樣代表較深層次、可能更「深思熟慮」的腦部處理過程。上述的二次神經處理程序結束之後意識才會浮現，確切時間點很難說，但研究結果指向大腦若無意識則不會進行二次程序。（原注12）

於是艾瑪在檢驗中接受強光照射，是即使閉起眼睛也會有反應的亮度，結果證明她的大腦至少能接收視覺刺激。之後進行聽覺測試也一樣，一串英文字詞中摻進聽似英語卻沒有意義的聲音，會引發明顯不同的反應。各專科醫生會診檢查時彷彿朝聖，可是所有的檢驗、所有的專家都認為她腦部沒有受損，甚至也不是目前醫學無法理解的損傷或疾病，結論很單純就是艾瑪的身體和神經系統都健康沒問題。如此說來，自然就是精神異常了——「真正的疾病」與「精神疾病」有所不同？這種二分法其實並不正確，只是很多人習以為常。

他們請與神經科合作的精神科醫師提供意見，之後根據累積至今的大量病歷與描述，會診團隊判定艾瑪並非罹患怪病，而是精神方面出了問題。或許是廣泛性拒絕症候群（如前述），也可能是比較特殊的憂鬱症表現「僵直型憂鬱症」（depressive stupor），再不然就是緊張症了。（原注13）之前三個月高度照護下艾瑪依舊沒有反應，現在唯一可能有效、而且對僵直型憂鬱症和緊張症都有效的辦法，便是電痙攣療法（ECT，簡稱電療）。

最有根據又最奇特的一種療法

多數人對於電痙攣療法的印象來自於一九七五年電影《飛越杜鵑窩》與其

主角傑克・尼克遜（Jack Nicholson），或者二〇〇八年安潔莉娜・裘莉演出的《陌生的孩子》（*Changling*）。在《飛越杜鵑窩》裡，實行電痙攣療法時沒有「緩衝」（也就是病人沒得到麻醉），情景當然比較恐怖，但這種做法已經在一九五〇年代早期廢止。《陌生的孩子》是真實故事改編，導演克林伊斯威特嘔心瀝血呈現了一九二八年的美國，劇中裘莉飾演一名可憐母親，孩子遭到綁架，警方不僅掩蓋案情，還將她關到精神病院，無緩衝的電痙攣療法是對她的虐待手段。只不過電痙攣療法實際上到一九三八年才發明。《電影裡的邪惡精神科醫師：從卡里加里到漢尼拔》（*Cinema's Sinister Psychiatrists: From Caligari to Hannibal*）[原注14]作者雪倫・派克（Sharon Packer）博士提出較不具爭議性的理由，解釋了為何電影對電痙攣療法有種迷戀：「激烈抽搐……複雜器械，加上閃光和神祕的按鈕……電痙攣療法清楚讓觀眾體會到，接下來銀幕上會有很特別的事件發生。」比起護士端著碟子將兩顆藥丸和一杯水遞給主角，震撼力確實天差地遠。

一九八〇年《英國精神病學雜誌》（*British Journal of Psychiatry*）刊載過相關研究，一百六十六位接受過電痙攣療法的病人裡，百分之八十二表示不適程度與看牙醫相等或更低。（原注15）不過二〇〇三年，同時身為英國精神醫療服務使用者和研究者的戴安娜・羅斯（Diana Rose），在《英國醫學期刊》發表一篇整合分析（原注16），目標為相似的滿意度調查，並將調查對象分為兩組，一組為醫師主導的電療，另一組則是使用者（亦即病人）參與規畫或執行的電療。研究發現，以使用者為主的電痙攣治療滿意度低於百分之五十，推測可能原因是後來二十多年裡病人態度逐漸轉變，或者答案會因為發問者身分而改變（也或者兩個原因同時成立）。

精神病學的許多療法還有爭議，但電痙攣療法可能是最有根據又最奇特的一種。（原注17）如前所述，現在執行電痙攣療法必須對病人投以肌肉鬆弛劑全身麻醉，通常也會選擇精神病院內專門用於此療法的場地。病人進入麻醉之後會貼上電極片，按照醫生研判或許兩邊太陽穴各一，也或許都在同一側，接著開啟電流幾秒鐘，直到引發類似癲癇的抽搐。肌肉收縮雖然沒有完全消失，但因為麻醉而降到最低程度，所以抽搐強度要透過眼瞼抽動、下顎繃緊以及輕微的四肢顫抖來判斷，會持續十到四十秒鐘，然後緩和。過一兩分鐘，病人清醒，起初有點暈眩，稍事休息、喝杯茶就好，住院病人可以回房、門診病人可以返家。慣例上，電療法每個療程為六次，通常每週二到三次，連續二到四週。

由於容易引起爭議，而且全身麻醉也有潛在的健康風險和各項準備工作，通常仍將電痙攣療法視為最後手段，心理和藥物治療都無效才會納入考慮。另一種情況是病人明顯生命危急，例如脫水或無法遏制的自殺衝動，像艾瑪這種案例、少部分思覺失調（通常是情緒因素居多，而且藥物不見成效）以及極少見的狂躁症患者也算在內。

問題是，效果如何？以過去良好控制下進行過的臨床試驗而言，答案基本上是「有效」，因此即使英國國家健康與照顧卓越研究院（National Institute of Health and Care Excellence）作風謹慎保守，仍針對特殊病情或症狀推薦使用電痙攣療法。（原注18）然而，實際上尚未出現高品質、大規模且長期追蹤的研究，確認療程帶來的益處是否能夠維持，因為困難點很多，其中之一自然是由於病人多半處於嚴重到可能致命的病情，針對這種群體進行隨機又控制良好的測試需要大量資源與籌備。（原注19）

電痙攣療法少見還有一個原因，是採取此種手段的理由不好解釋。最初學者曾認為癲癇發作與思覺失調不相容，但這個理論已經被廢棄。若從生理機制切入，可以觀察的有神經傳導物質、腦內荷爾蒙、神經生長因子、調控大腦新陳代謝的基因等各方面。針對這些項目，電痙攣療法的問題並非無法產生可測量的效用，反倒在於一視同仁，所有項目都會出現或高或低的變化。換句話說，無論時下主流的神經生物學理論為何、治療機制為何，電痙攣療法幾乎都能配合。

不過任何治療都一樣，好處和壞處皆必須仔細評估。電痙攣治療自然屬於侵入式療程，而即便在高度控制的環境下，通常也不建議引發抽搐。最主要的副作用是記憶缺失。早期研究認為，絕大多數案例的記憶缺失都是暫時性且無關緊要的程度；戴安娜．羅斯團隊的分析卻指出，記憶缺失恐怕比想像的更常見，而且有時候會是永久性的。對於雙方觀點的矛盾，有個詮釋是：病人在術後被問起時，會發現有些事情很難回想，但他們沒辦法也不應該能夠斷定原因，因為重度憂鬱症和電痙攣療法兩者都會影響記憶。所以保守點說，原本就受憂鬱症所苦的記憶系統會被電痙攣療法再撬開一個洞，不過可能只是暫時的。

各種身體檢查報告經由神經科和醫師團隊送達法院。再三衡量之後，法官裁決應將艾瑪盡快轉至可靠且有資源照顧的精神專科醫院，按照精神科醫師提出的方案繼續進行治療，電痙攣療法也包括在內。

她與重大腦傷病患不同

我們的病房裡有位不可或缺的人物：迦納籍的健康服務員克莉絲緹娜。每天都能看見她豐腴的身形推著推車穿梭走廊、進出病房。推車上裝了很多大罐的水、軟絨布、洗潔劑和毛巾，她的橘黃花朵頭巾和藍色拋棄式手套形成鮮豔對比。她替艾瑪做的「個人清潔」包括毯子浴、「口腔衛生」和清空尿袋。此外，她也配合護理師幫忙測量體溫脈搏血壓等例行公事。一天早晨我正好進病房巡視。擱在窗臺的收音機傳出樂聲，克莉絲緹娜隨著節奏移動彷彿跳著輕快的舞蹈。相對的，艾瑪躺著毫無反應，雖然眼睛睜開卻只是直視前方。我留意到她似乎配合著克莉絲緹娜的動作，身子微微左右翻動，以便把拋棄式床墊鋪在身體底下，為她擦拭腋窩時也會微乎其微地抬起手臂。

「來吧，睡美人，今天舞會上最漂亮的就是妳，」克莉絲緹娜為艾瑪梳頭時開玩笑道。

收音機傳出熟悉旋律，克莉絲緹娜調高音量：「舞后，我要在妳臉上抹些泡泡囉。」

我敢發誓，艾瑪笑了，她的嘴角明顯上揚。

「張大喲，Lady Gaga，」克莉絲緹娜繼續鼓勵她。

雖然幅度小得很難察覺，但艾瑪確實微微打開雙唇讓克莉絲緹娜幫忙刷牙。與她剛入院接受檢驗時的情況差太多了！當時技術人員好說歹說她就是不肯主動打開嘴巴、眼睛、手掌，要是滴一些水在她舌頭上，過幾秒鐘又流出嘴角。換作遭遇重大腦損傷的病人，由於失去嘔吐、吞嚥這些自我保護的反射，直接餵水有可能嗆死，照護者也得不斷幫忙擦口水。但艾瑪不會嗆到也從未滴過口水，與那些病人明顯不同。

電痙攣療法就像幫電腦重開機？

查爾斯定期探望女兒，他和醫護之間關係緊繃，什麼事情都要問，讓大家覺得好像受到監視。這位父親不改一貫立場，認定整個治療團隊，包括職能治療師、物理治療師、臨床心理師等等，全都搞錯方向。醫界針對持續抗拒的兒童有一套推薦的治療模式，主要是溫和鼓勵與讚美，盡量避免對病人提出要求以免激發更多抵抗。可是查爾斯只肯相信自己查到的資料，主張各種治療只會使艾瑪身體「超載」並延誤病情，唯一能讓女兒好起來的辦法是等待，這病經過足夠時間會自行消解。晚上過來的時候，他會坐在病床邊輕輕搓揉女兒的手，還會關掉電燈與電視，自己也不講話，甚至提醒艾瑪不要開口。

我和他第一次見面討論治療方案時，過程並不順利。

「謝謝你抽空見我，」查爾斯態度非常客套。

他是下班後直接趕過來，身上還穿著一襲灰條紋西裝、白襯衫並打著領帶。

我整理了目前情況：法官基於保護艾瑪的立場，要求查爾斯將女兒交給我們。我的判斷是，當時還不能視艾瑪有能力對是否接受治療做出自主決定，畢竟她連溝通也辦不到。然而，與其走《心智能力法》來決定治療項目和保障艾瑪的權益，我認為援用《心理衛生法》更好，原因是電痙攣療法在《心理衛生法》有特殊地位，需要第三方獨立監督，對她更有保障。

「你認為她的狀況如何？」我不帶立場地問。

「在這種環境下，最好不過如此。」

查爾斯詢問治療團隊目前究竟下什麼診斷，我重述病歷內容，解釋醫生已經嘗試過所有手段，包括苯二氮平肌肉注射、其他針對緊張症的做法，以及抗憂鬱藥物加上大量物理治療，也努力爭取艾瑪的信任，不過全部無效，所以上一位精神科醫師才會建議電痙攣療法。

接著我表示，我個人有信心治療進行到這個階段，可以確定艾瑪並非神經系統有什麼尚未查出的疾病。她對周圍有意識，能夠主動做出動作，但平時完全隱藏。原因為何？恐怕只有她自己知道。

「你覺得她在演戲？」

「我沒這麼說。我認為艾瑪是因為嚴重精神疾病才變成現在這樣，她不講話並非身體辦不到。話說回來，二元論看事情沒幫助，身與心是合一的。」

「所以你想用電擊逼她說話。」我不想白費唇舌，但查爾斯繼續說：「你當醫生這麼多年了，還很懂哲學，但你到底有沒有治好過像艾瑪這樣的病人？」

「嗯，她的情況很特殊——」

「說得輕鬆，你這是把她當作白老鼠！」查爾斯氣得雙頰脹紅。「你怎麼知道電下去不會更糟？」

「更糟？要怎麼更糟？正常來說，是腦部受了重傷的植物人才會住進那間病房，結果艾瑪看上去跟他們一模一樣。**其他**病人可沒有電療這個選項。然後我的確見過僵直型憂鬱症或緊張症病患經過電擊以後『甦醒』過來，完全康復。難道我們不給艾瑪這個機會嗎？」

「你說那什麼話！你以為我不希望相依為命的女兒好起來嗎！」查爾斯拉開領帶，我看見他脖子上有條疤痕，應該是淋巴癌手術的緣故。

他情緒稍微鎮定下來。「你應該比其他醫生更明白壓力有多傷身，可能演變成疾病。」

我點點頭，暗忖這是難得的共識。

「你應該也知道，病毒可以躲在神經系統裡休眠，遇上壓力才開始活動。像單純疱疹病毒、水痘帶狀疱疹病毒都是，當免疫系統減弱的時候，它們就會出來搗亂。」

「嗯，」我回答，「但我不覺得——」

「艾瑪得過傳染性單核白血球增多症，成因是愛潑斯坦巴爾病毒[7]……也是一種疱疹病毒對吧？你們怎麼能確定不是病毒造成的呢？」

原來他心裡是這種假設。

「我知道你上網查了很多資料，但我可以跟你保證，經過這麼多檢驗，完全排除病毒感染。」

「意思是，你認為醫學界已經知道所有種類的病毒和病毒對大腦的影響？」

「當然還沒有，但是——」

「另外，請你別一副我什麼都不懂的態度。」

7. 譯按：Epstein-Barr virus，又稱人類疱疹病毒第四型或 EB 病毒。

「我可以保證，如果問題是某種感染或免疫系統紊亂，現在一定發現了。你想想看，要是Google就能解決，我們這麼多人，不是只有我而已，還有好幾個聰明細心的醫生都檢查過，怎麼可能不知道？就按照你的假設，是某種腦炎好了，只不過醫生不懂、所有掃描掃不出來、腰椎穿刺和腦電圖也無效，問題在於，為什麼艾瑪偶爾會表現出意識？特別是沒人對她提出要求的時候更頻繁，我相信你自己一定見過。從這個現象就能推論她確實生病了，只是這病——」

「是心裡有病？讓我跟你說說我親眼看見什麼。那天晚上艾瑪突然抽搐，被送到急診室，馬上就讓人用輪椅推去搶救，我嚇壞了，以為……她會就那麼走了。艾瑪扭來扭去，雙臂繃緊、握著拳頭在床墊上到處亂打，停下來一兩分鐘又開始。醫院給她吸氧氣，急診醫師拿著裝了藥的針筒過來，給艾瑪左手臂綁了止血帶就抓著要找血管位置。艾瑪一直在抖，忽然右手伸過去扯掉止血帶，四肢亂揮得更厲害。你知道那醫生怎麼說嗎？『噢，要這樣玩嗎？』好像當成遊戲似的。他退後一步盯著艾瑪，過了一會兒摘掉氧氣罩。艾瑪眼睛眨個不停，頭擺來擺去，醫生抓著她下巴。艾瑪睜開眼睛，直直瞪著他。旁邊護理師遞上一個手電筒，醫生朝她眼睛照，整個臉靠過去。艾瑪伸手把手電筒撥開，醫生居然說：『好了，艾瑪，妳不是癲癇，我知道妳聽得見，請妳控制一下動作……好嗎！』接下來她的動作是少了一點，手臂不甩了，腿有點像在騎單車那樣。『這才乖，』醫生還一副得意的樣子。幾分鐘過去，我看不出艾瑪哪裡好轉，然後她發出好大一聲尖叫，之後又開始抽搐、打床鋪。醫生雙手一攤朝旁邊吼說：『好吧，找精神科！』然後拍拍屁股走人。一整晚就這樣子。」

「聽起來的確很糟。」但同時我也從查爾斯的描述中，聽出病情特徵確實不符合癲癇，屬於「非癲癇性發作」。

「沒人告訴我到底做了什麼治療、解釋她的情況。有幾個護理師人比較好，幫著艾瑪喝下幾口水、哄她說會好起來，但之後她連吞嚥和說話都沒辦法了。等了好幾個小時，我只好跑去問護理長，他說要讓艾瑪住院，但得等。『今天晚上有很多真的生病的人要照顧，』他這樣跟我說。好不容易送進病房了，護理師送了一杯熱巧克力來，我提醒說病人根本不能自己吃喝，她們卻回答說真的渴的話就會起來喝。我就是在那時候決定帶艾瑪回家。」

我很同情查爾斯，開始體會他的感受。

「嗯，遇上這種情況真的會很氣，」我說：「不該這樣對待病人和家屬的。不過恐怕整個社會對精神疾病還是有很深的偏見，其他科醫生也一樣。我們不知道艾瑪為什麼處於目前的狀態，但並不認為她是裝病，也明白嚴重程度有可能致命。只是也許我們該從軟體的角度切入，而不是當作硬體出問題。」

還是說服不了查爾斯。「接下來你是想說，電痙攣療法就像幫電腦重開機，對吧？」

他起身重新打好領帶，與我握手之後轉身離去。

沒有等到的決定

還得等幾位專家給艾瑪看診並提供建議，又花了些時間，但最後大家都束手無策。有人對自己的判斷有信心，也有人提議重複檢驗「免得真的漏掉什麼」，不過共識就是該動用電痙攣療法了，成功機率不低且過程安全。這段期間艾瑪還是無法與人問答，一位專家當著她的面明說：要是不想做電痙攣治療，可以現在給點反應，一丁點的反應就足夠作為取消治療的根據。後來我們還在床邊放了紙筆，以免她忽然想留下訊息但身邊沒人。我也與艾瑪有過幾次很長的「對話」，當然實際上是她躺著聽我坐在旁邊講述自己的想法，大意是：無論她在想什麼，心情大概都很絕望，沉默一整年之後要再與人溝通不容易。此外，她或許內心掙扎，既不想讓父親失望，卻又想要展露真實自我，不過她應該想為自己做決定吧！

第一次電療排定了，實行前一天我也前往病房安撫，我說我猜她很害怕，但我覺得治療真的有可能幫她逃離這個……牢籠。片刻沉默之後，艾瑪的眼瞼和肢體開始顫抖。我表示在我看來，這是她在表達內心焦慮，接著我鼓勵她說話，說什麼都好，讓我知道她真正的感受。艾瑪越抖越厲害，可是我伸手輕輕觸著她的前臂時就緩和下來。我說我猜想她很希望能和母親說話吧？然後究竟只是我的想像，還是艾瑪眼裡真的噙著一滴淚呢？怕她會忽然講話，我坐在旁邊多等了將近一小時。沒有等到任何回應。

電痙攣療法的成效

我跟著艾瑪一起進去電療室。她先坐輪椅到裡面，再換到大椅子上，固定手腳以後椅背朝後傾斜，避免病人滑落。過程順利，麻醉師確認艾瑪身體出現「良好的痙攣反應」。部分病患、尤其是緊張症患者，經過一次治療就有起色，甚至能根治。但那種情況下很難分辨是對麻醉或者電痙攣療法的生理反應，還是對整件事情的心理反應。

到了恢復室，電療技術人員檢查艾瑪各項生命跡象，溫和地嘗試喚醒她。我提醒過他們艾瑪通常不講話。她躺著不動，呼吸漸漸放鬆，眼睛忽然打開，但只是瞪著前方。

「艾瑪，還好嗎？」護理師在女孩前面揮手，接著作勢要撥開她的眼瞼。

艾瑪眨眼了，不過眼珠子沒動。

「好，可以了，表現得很棒。妳父親在外面，我請他過幾分鐘直接回病房看妳。」

第一次沒反應，下一次、下下次，到了第四次依舊沒反應。醫界慣例是六次電療看不出助益的話就放棄。

第五次治療過程和之前都一樣。重度憂鬱症的情況，通常會在第四或五次治療生效。我跟到恢復室，艾瑪麻醉退了之後開始咳嗽，排出一些肺部分泌物。電療護理師將輪床上半段升高，這樣病人才會呈坐姿。這時候艾瑪睜開眼睛了，而且是入院以來第一次和我目光交會，那瞬間彷彿電流從她身上傳進我體內。

「艾瑪，妳聽得到嗎？」我訝異地問。

「這是什麼地方？今天星期幾？」她聲音沙啞，說完又開始咳。

護理師送上水，她雙手捧到唇邊大口喝下，隨後身子前傾，表情警覺。護理師看著我，我也回望過去，兩個人目瞪口呆，我的心臟蹦蹦跳。

「唔……妳剛接受了電痙攣治療，今天星期三……這裡是恢復室。妳感覺如何？」

艾瑪左右張望。

「對了，我叫做——」

「嗯，我知道你是誰。你知道嗎，這不會持續太久。」

「為什麼？」

「這只是因為你們給我那麼大的壓力，引發了戰鬥或逃跑的反應，結果可能會造成我身體裡的病毒又開始活動，下場只會更糟糕。」

好熟悉的說法。

「但是妳現在可以說話、可以動、可以正常吞嚥，這樣不好嗎？」

「好，可是感覺不像真的我，而且之後要付出代價的。」艾瑪伸展一下背部，但立刻將手擺在大腿上，蹙起眉頭。

「妳覺得身體僵硬、沒力氣都是正常的，因為妳已經躺著超過一年了！我知道妳擔心自己的神經系統被病毒感染，如果用太多力氣的話身體狀況會惡化。可是我們為什麼不換個想法測試看看，或許病毒早就已經被清乾淨了，只要妳保持活動就會慢慢和身體同步。」

「胡說！」

「妳認真想想看。」

護理師出面緩頰，「先回病房再慢慢聊吧。星期五見，艾瑪。」

艾瑪微笑，像個公主揮揮手。

她腿軟站不穩，但還是奮力將自己挪到普通輪椅上。到了病房，最先看見艾瑪的是一身清潔裝的克莉絲緹娜。她看了好幾眼，確認後大喊一聲：「天啊！」摘了手套圍裙就衝上前將艾瑪擁入那對大胸脯中，感覺像要悶死她似的。克莉絲緹娜喜極而泣，捧起艾瑪臉蛋說：「看看妳，真漂亮，感謝老天。」

護理站打電話通知正在上班的查爾斯。從第一次電療開始，他就覺得沒必要來。護理師叫他快點，沒出事，但趕快過來就對了。門診結束之後，我經過病房，頭探出簾子，看見艾瑪與父親坐在床上，兩個人一邊吃巧克力、一邊翻相簿輕聲聊天。查爾斯告訴我，米蘭達打了電話過來，可是人不能來。現場氣氛很感性，爸爸一直握著女兒的手，後來他表示父女都累了要休息。

隔天病房來的報告說艾瑪睡得很好，醒來還是待在床上，但吃了些優格當早餐。父親去看了一會兒，她也有和白天的護理班及治療團隊說話。負責醫師覺得艾瑪康復得不可思議，會盡快安排一系列復健替她增加活動量，但也保持彈性避免忽然惡化或時好時壞。後來艾瑪說她想獨處，沒想到稍晚就逐漸回到先前毫無反應的狀態。我回辦公室的時候很氣餒，但心裡明白方向正確，可是打開電腦卻看到查爾斯寄來一封信。之前他沒用電子郵件與我聯繫過。信的內容很簡單：前一天晚上，艾瑪跟父親說了不想繼續接受電痙攣療法，所以療程應該到此為止。

徵詢同事意見之後，翌日早上我回覆他：艾瑪從未向我或任何一位醫護表達反對，而今天她已經無法與人溝通。我強調療程是依法進行，會持續下去。我告訴他，如果需要，當天晚上可以過來討論。

到了星期五，又要進行電痙攣療法，已經是第六次了。過程如常，也同樣奇蹟般喚醒艾瑪。她一睜開眼睛就能與人目光交流，但很想爭辯什麼。我找來整個醫療團隊一起參與，讓他們看看電療結果和提出問題。

「又來了，」這是艾瑪的開場白。

「是。首先想確定一下，妳有對父親說不想繼續做電痙攣治療嗎？」

「我跟他說這沒用，只是壓力反應。」

「意思不一樣。」

「你們愛怎樣就怎樣，反正由不得我。」

一位治療師說：「艾瑪，聽我說，如果妳真的不想繼續，現在告訴我們就好，但至少給個理由。」

「討論這個毫無意義。你們以為自由意志真的存在？人不過是機器。請讓我躺平。」她笑了笑，轉過頭，闔上眼。

稍晚我和物理治療師、職能治療師又去看了她。她在有人從旁攙扶的情況下可以邁出幾步，這是很了不起的進展了。治療師本想與艾瑪共同設計未來目標，像是自己起床、盥洗、進食、如廁等等，然而雙方談了很久無法達成共識，主因在於她總有理由拒絕，聲稱各項活動會如何損害自己的身體健康。最後只有稍微釐清艾瑪的偏好，例如茶不加牛奶、白天不想被擺在電視前面、希望治療師固定時間出現而非突然「蹦出來」、要她父親帶特定的衣服和梳子過去。還有一點，如果堅持要在病房開廣播，最好是四號頻道（新聞時事），不要是二號（輕音樂）。我問說，如果她不說話了，我們還要對她說話嗎？艾瑪以不置可否的語氣表示隨便。我繼續問，音樂呢？如果不喜歡二號頻道那種風格，她有沒有比較喜歡的類型？

「無聲的音樂。」

沒人知道的病因

查爾斯探望過艾瑪之後來到面談室，樣子蒼白憔悴。

「她情況如何？」我問。

「還好，她說今天很多人過去，我就不想待太久。」

「你其實是希望她別做電療、別有任何人和她講話……」

「不是我希望什麼，是艾瑪希望什麼。」

我正色道：「我還是覺得不可思議，病房的健康服務員克莉絲緹娜才認識艾瑪多久？三個月吧。星期三她看見艾瑪醒來是真的喜極而泣。而你作為病人的父親，在這一整年的時間裡，第一次找到能讓女兒開口講話的治療方式，卻草率寫了封信要我們停止電痙攣療法。你不覺得這……有些怪異？」

「唔，如果寫得草率，我向你致歉。我也很感激你和其他醫生的努力，相信你們也是為了艾瑪好。別誤會……我很珍惜和女兒相處的每一刻，因為恐怕為時不多了。」

我們凝視彼此。

「還有，接下來一段日子我不會過來，得去醫院做些檢查，希望不嚴重吧。」

我慰問幾句，然後送他離開。

醫療團隊申請第二次療程獲得批准，所以又可以做六次電痙攣療法。之後規律開始明顯：電療之前艾瑪的身體會顫抖，但不出聲不回話；電療之後麻醉一退，她立刻能與人目光交會並開始對談，只是多半內容簡短、模糊難解。問題在於有效時間一次比一次短。

第八次治療比較特殊，麻醉師是代理的，靜脈注射之後艾瑪心跳忽然飆高，身體發熱、雙頰微紅，顯然是換了不同麻醉藥物而導致的過敏反應，因此我們中斷電療。於是這次算是「假電療」，而麻醉退了之後她確實也沒有講話或做出意識表現。第九次治療，結束後艾瑪開口說了幾句就進入看似沉睡的狀態，後來也只張開眼睛盯著前方，沒有想要溝通的意思。第十次治療完，她開口說了「哈囉」。第十一次，沒反應了。第十二次，還是無效。術前術後的差異只剩下她是否能被扶著坐起身、甚至站立。

醫療團隊不再申請進行電痙攣療法。物理治療師表示，艾瑪的肢體活動力其實有增長，也就是並非褥瘡或肺炎的高危險群。其他醫師包括我在內則嘗試與她對話，提起她說過的句子，想瞭解究竟是什麼意思。為什麼人沒有自由意志？是她的體驗，還是恰巧從廣播上聽見誰的信念？這代表艾瑪是思覺失調嗎？此外，我們也試著闡述病毒感染與免疫的正確觀念，並提醒她關節和肌肉保持活動的重要性，可惜感覺不出來她有聽進去。

醫護並不想念查爾斯，但有天晚上他終究露面了。距離我上次見到他已經兩個月，他探病前沒有通知。夜班人員說查爾斯狀態極差，瘦了大概十幾公斤，頭髮稀疏面容枯槁，還表示自己是去與女兒告別的。他癌症復發，即將住進安寧病房，剩下的日子僅僅兩週左右。

帶艾瑪參加告別式對醫院而言是調度能力的考驗，需要準備救護車、無障礙斜坡、輪椅和許多支援的人手。我們無法判斷她本人的意願，只能假設她會想去。現場有些查爾斯的老朋友，致辭時提到他熱心公益、很有責任感，還因為女兒的怪病、她受到的不人道對待而背負沉重壓力（想必癌症因此復發）。艾瑪被安置在大廳後側，對周圍人事物完全沒表現出知覺。

後來病房主管回想以前見過的案例，曾有年紀較大、罹患嚴重精神疾病的孩子與雙親一方關係糾結，上一代過世或許會成為子女新生的契機。「舊的不去、新的不來，」他試著打趣排解陰鬱氣氛。

又過了幾年，艾瑪還是一樣狀態。為什麼？或許渴求母親陪伴，或許被父親洗腦了，而我們並不知道她對父親究竟是什麼觀感。或許她患有很特殊的電痙攣療法緊張症還是憂鬱症，或許她腦部真的有至今醫界無法辨識的慢性病毒感染，或許她的腦疾即使最新儀器也掃描不出來，或許她無法跳脫自己對疾病的錯誤認知，或許是種抗議，或許她根本發瘋了……

雖然算不上解釋，但《紐約客》雜誌上提到的某個案例可作為參考線索。記者瑞秋．艾薇芙（Rachel Aviv）報導一樁發生在瑞典的持續性抗拒病歷，在當地被稱為「放棄求生症候群」。（原注20）五歲的喬吉因宗教迫害隨家人離開俄羅斯前往瑞典尋求庇護，他們爭取居留權長達六年，眼看即將被駁回時，喬吉忽然一睡不起，對外界毫無反應，情況持續將近一整年。後來一家人終於拿到居留權，接著幾個星期裡，男孩緩緩復原，從睜眼到飲食、然後說話，最後可以正常行走。記者詢問發病期間的經驗，男孩回憶說最初是個抗拒的念頭：如果不讓他留在這個國家，為什麼還要他去學校？但那個念頭似乎「自己膨脹起來」，喬吉本人的意志反而變得模糊。

至於艾瑪為何是那個狀態？說真的，沒人知道。

第七章

一家人——轉化症與功能性神經障礙

一家人去吃披薩，卻弄得像是軍事演習。

第一步：事前電話訂位，四個人，座位要靠近門口，晚上六點整（才不會太多人）。

第二步：五點五十九分把媽媽載到餐廳，點餐，一份義式臘腸、大杯可樂不加冰、巧克力布朗尼。

第三步：黎歐（十一歲）和克里斯多弗（十五歲）坐後座，爸爸載著他們在附近繞圈，直到媽媽打電話通知說餐點都上好了。

第四步：停車，進餐廳，就座，快點吃，付現（小費不能少），一起走出去。

一家人經過無數次慘痛教訓，才整理出這套行動計畫。想要安穩度過晚餐，不成為目光焦點，別無他法。黎歐沒辦法乖乖坐好等上菜，也忍受不了上錯菜或者環境太過擁擠嘈雜。如果不順心，他會變得很激動，不斷大叫「義式臘腸、可樂不加冰」，再過一會兒，還會雙手握拳用力敲打自己額頭並且嚎啕大哭。其他客人有的瞪大眼，有的搖搖頭，有些表示很同情，但也會有人竊竊私語說：「沒家教！」

其實黎歐患有自閉症。不是後來人們常說的泛自閉症障礙（autistic spectrum disorder），就是**那個**自閉症。自閉症是持續且嚴重的神經發展疾病，影響腦部結構及功能，特別是社交行為與溝通。雖然醫界懷疑它與基因有關，但目前尚未得到解答。當然，這家人是不用想一起上電影院了，親朋好友也不會邀約。而黎歐似乎只喜歡吃披薩。雖然很麻煩，但按照步驟進行至少能出門，否則連克里斯多弗也要悶在家。

兄弟一對比，黎歐真的有問題，成長過程的每個階段都很明顯。無論第一次笑、第一次說話、第一次走路，黎歐都比克里斯多弗慢太多。弟弟在三到四歲之間被診斷出自閉症，平時去特殊學校，晚上和週末家人就辛苦了。父親是國中教師還兼科主任，母親是常常得輪班的護理師。幸好克里斯多弗懂得照顧黎歐，他有耐心、不慌張，也很清楚弟弟的習慣。兩個人會玩電腦遊戲或看影片，未必是一起，但都待在同個房間裡。

哥哥沒有抱怨，只是偶爾有些消沉。他成績高於平均，運動表現很好，在同學之中算是高大，還在足球校隊當守門員。克里斯多弗有時候會翹課在附近閒晃，被其他男生碰上了會叫他買菸，還有些學長逼他拿假身分證買酒。後來他自己也開始抽菸，這麼做有點蠢，因為他偶爾會氣喘。最糟糕的是，克里斯多弗開始偷媽媽皮夾裡的錢去買菸。

某個週五，他和幾個要好的同學下課之後想去電影院。爸爸北上拜訪叔叔幾天，媽媽說是早班所以不會晚回家，這樣黎歐就有人照顧了。可是到了傍晚五點，媽媽忽然打電話說今天醫院人手不夠，要留著加班。

「我好不容易才跟朋友約了今天！」

「對不起，我也沒辦法。大概九點才能到家，你要體諒一下別人。」母親口氣很煩躁，畢竟也不是輕鬆的一天。

克里斯多弗怒火難平，衝進房間甩上門，對黎歐說肚子餓要吃東西的要求充耳不聞。母親如言九點多到家，卻看見黎歐坐在玄關啜泣。克里斯多弗早就穿好連帽外套在客廳等著，不給母親開口道歉的機會就衝出去。

平常規定克里斯多弗最晚十點到家，那天過了十一點他還沒回來，媽媽開始擔心了。直到午夜，兒子還是不接電話，她不知所措，雖然很想報警，但又覺得兒子應該只是在附近散心。

過了半夜一點鐘，克里斯多弗踏著蹣跚的腳步穿過前門直接上樓，模樣很狼狽，鞋子沾滿泥巴還渾身臭氣。他把母親問的話都當耳邊風，進了浴室就朝馬桶嘔吐。

星期天晚上夫妻倆都在，於是一起責問兒子，他最近太過頭了，做父母的不能不管。為什麼翹課，忘了明年要大考？錢是不是他偷的？克里斯多弗被逼問之後情緒極度激動，又哭又叫說自己什麼也沒做，同時不由自主顫抖起來。黎歐嚇得躲在角落。雙親給的責罰頗重，將兒子禁足在家，包括期中假[1]，所以當地足球校隊聯合舉辦的阿姆斯特丹之旅他也去不成了。

隔天早上，克里斯多弗一直沒洗臉更衣準備上學。他不斷咳嗽，呼吸時也喘不停，身子還在抖。媽媽看了心疼，而且擔心是兒子昨夜在外遊蕩受了風寒，說不定是呼吸道感染了。她打電話向學校請假，但後來克里斯多弗一整個星期都沒上學。

1. 譯按：英國學制每學年有三學期，學期間有期中假。

他是在裝病嗎？

克里斯多弗被媽媽帶去看醫生，醫生也覺得可能是呼吸道感染，於是開了些抗生素。他呼吸沉重，但不像氣喘發作，倒是顫抖比較奇怪，值得注意。克里斯多弗的右手臂毫無規律地擺來擺去，有時候還會停下來，尤其他分心時很明顯。但即使右手這樣擺動，似乎並不影響他穿脫衣服與進食。醫生進一步懷疑，是不是氣喘鼻噴劑用過量導致的顫抖，可是克里斯多弗的狀態更像是過度換氣。一週後，抗生素吃光了，呼吸也順暢了，但顫抖還在。克里斯多弗開始說自己右手臂沒力氣，右腿也有同樣感覺。醫生做了檢查，找不出異樣。一個測試方式是請他雙臂向前伸直，醫生用力往下壓，病人要抵抗。一開始兩邊力氣差不多，但後來發現右手偶爾會忽然掉下去、無力垂落。反射動作都正常，左右沒有差距，換言之，從腦部到脊髓的神經沒有受損。

父母既憂慮又心煩。他們對克里斯多弗太嚴苛了嗎？還是他在裝病？兒子什麼都說不出來實在讓人惱火。起初兩人覺得大驚小怪只怕狀況會變得更棘手，索性放著看看他會不會自己好起來，結果完全沒有，最後只好轉診到當地醫院的兒科。兒科醫師擔心又不解，她認為孩子神經方面的症狀有好轉，克里斯多弗可以走路，只是明顯會一跛一跛的。但顫抖的狀況她判斷不出是什麼原因，怕是罕見的動作障礙，如兒童舞蹈症（chorea，語源為希臘語「跳舞」）。克里斯多弗為此已經很久沒去上課。醫師決定讓他住院做些檢查，包括驗血、腦部掃描、脊椎X光，以及做腰椎穿刺取得腦脊液，主要用於確認神經系統是否發炎。

入院時克里斯多弗已經必須用助行架才能移動，更衣與盥洗也需要家人協助。父母照顧備至，心中自責，認為兒子貪玩但沒闖禍，是他們反應過度才釀成怪病。而且兩人都是公職身分，覺得自己的「愚行」讓政府負擔太丟臉，必須親手負起責任。

腦部掃描與X光結果都正常，代表沒有腫瘤之類壓迫脊髓，可以先鬆口氣。腰椎穿刺雖然有標準做法，但病人不會太舒服，需要醫師有點技巧。病人必須脫到剩下內褲，朝左側躺在檢查床上，身子蜷曲，皮膚抹上抗菌劑。護理師以抗菌被蓋住病人下背部，被子中間有一塊方孔對準腰椎。醫師坐在病人後面的板凳上，以觸診方式找到骨盆之上、腰椎最後兩節之間的淺凹。在這一小塊地方會注射局部麻醉，病人偶爾會微微抽搐，但不至於太痛。接著醫師會拿出穿刺針，確認目標區域之後稍加提醒，例如「接下來會有點壓迫感……」通常穿刺針能避開骨頭順利滑入，針芯縮回後若無異常，約兩秒便取得第一滴腦脊液，顏色質地都略似白酒。腦脊液從針的末端滴入底下的樣本瓶，之後送交實驗室。

精神科不做這項檢查，但我還是神經科初級醫師的時候一度很喜歡操作這道程序，自以為技術高明。某天主任醫師要我給一位忽然住院的四十幾歲病人做檢查，他嚴重頭痛，後來有點暈眩加上頸部僵硬，斷層掃描沒找到什麼，當時的標準流程就是做腰椎穿刺，確認是否有動脈瘤或腦膜炎。那次很多實習護理師在場，算是一場示範。我給病人上了局部麻醉，拿起穿刺針之後向大家解釋接下來的步驟，但病人忽然放了一個又長又響的屁。「上課要安靜喔！」我還裝模作樣打趣，護理師們吱吱喳喳笑了起來。過了幾秒鐘，我驚覺剛才是病人最後一次出聲。動脈瘤本來就隨時可能爆裂，恐怕是要求病人蜷曲身體受針的動作造成擠壓。雖然死因不能算在我頭上，我還是為自己的傲慢大意感到慚愧，後來再也不碰腰椎穿刺了。

特殊的精神疾病：轉化症

接受腰椎穿刺的時候，克里斯多弗情緒波動很大，要他靜靜躺著有困難，手臂也抖個不停。他本就肌肉發達、體重稍重，要在脊椎上找到正確入針的位置不容易。注射局部麻醉時（針頭與迴紋針差不多），他身子朝前一頂差點摔下床。這次負責的初級醫師不大有自信，插針的時候小心翼翼，卻忘記要提醒病人。克里斯多弗反射性挺起身子，使得針要穿過脊椎更難了，結果只能在針插一半的狀態下，由醫師、護理師幫他回復姿勢並保持靜止。

醫師推針，但碰到骨頭，克里斯多弗發出呻吟。針抽出來，針孔滲出一滴血。護理師試著安撫病人，說他做得很好，但實際上這次沒成功。過了一分鐘再入針，狀況更糟，醫生還沒推針克里斯多弗就開始亂動。打了更多麻醉、針也看似進去了，醫師抽回針芯等待，卻沒有液體出來。他們決定先放棄，打電話給資深一點的住院醫師，對方也答應當天稍晚過來操作。這位住院醫師已經做過不下百次腰椎穿刺，結果面對克里斯多弗也要兩次才得手，而且還是「創傷穿刺」，也就是腦脊液沾染到針頭刺破組織流的血。取樣用於檢驗分析不理想，但可以接受，大家總算能安心，除了病人自己。醫師安慰說會痛的部分已經過去、他表現很棒，但男孩簡直抖得不成人形。

克里斯多弗渾身顫抖得太厲害，一陣一陣發作，持續好幾個鐘頭。他還說背很痛，兩條腿都動不了。初級醫師擔心是腰椎穿刺併發症，趕過去診察之後認為唯一理由是腦腫瘤造成顱內壓累積，壓力因為穿刺而釋放，結果牽動大腦下移被顱骨壓迫到，會造成無法治癒的傷害。問題在於不可能，斷層掃描先於腰椎穿刺的用意就是避免這種情況，而當時完全沒看見腫瘤蹤跡。

萬一男孩顫抖是某種癲癇發作就不好了，於是醫院緊急安排腦電圖檢查，報告看來腦活動正常，只是訊號幾乎被克里斯多弗的亂動（「肌肉收縮的雜訊」）給蓋過。住院醫師得到消息，怕是自己操作失誤也親自查看，但無法解釋男孩這種反應，推論是穿刺過程引發心理恐懼，加上反覆入針的痛楚而放大情緒。他的說法漏洞在於：男孩為什麼忽然不能控制雙腿？可是他明明還能自己坐起來、在床上挪移，這些動作在雙腿完全癱瘓的情況下是做不出來才對。

隔天主治醫師來了，經過徹底檢查以後，她一樣沒辦法從生理機制想出病況惡化的原因，尤其腦脊液檢驗結果也正常。於是請來臨床心理師與男孩做了幾次單獨談話，後來也與家人談過，還聯絡學校和之前的家庭醫師，經過好幾週終於寫出一份詳細報告。

心理師認為克里斯多弗患上「轉化症」（conversion disorder）這種特殊的精神疾病，可以推論至少一部分確實是心理問題以神經障礙的形式反映出來。報告提出假設，懷疑克里斯多弗遭遇的困難在於無法調適自身處境，他嫉妒黎歐得到比較多關注，覺得自己達不到父母的期望，在學校過得不愉快，還擔心身體健康（例如氣喘和發胖）。種種因素堆積起來，就在那個星期五夜裡爆炸了——或許只是潛意識，但克里斯多弗「學會」逃避家庭、學校、霸凌壓力的辦法，就是生病。後來又再加上腰椎穿刺的不適。每個因素獨立出來或許都不算什麼，然而心理師認為全部加在一起，就足以造成男孩忽然變成殘障。尤其考慮到病人性情，從心理師角度看來也覺得他十分焦慮，腰椎穿刺的過程不僅可怕還造成傷痛（身心皆是），於是引發「補償不全」（decompensation）與「退化」（regression）[2]，回到幼兒時期依賴旁人的狀態。他的建議是完整的個人心理治療，搭配物理治療與漸進式復健。一般來說，年輕人即使罹患轉化症，只要早期發現並治療，復原狀況都很好。（原注1）

克里斯多弗就這樣住在醫院的神經復健病房長達一年半，但病情沒有起色，反而退化到左右手掌、手臂、兩腿都失去功能，只能躺在床上不動，實質而言，頸部以下都癱瘓了。雖然腸和腎都有感覺，但總歸需要別人搬去廁所。為了使用電腦，男孩會咬著一根細塑膠棒打鍵盤。他父親拿教科書與作業本過去給兒子上課，可惜效果不彰，後來克里斯多弗沒參加大考。

病人沒有明顯憂鬱症跡象。他對自己的處境表達過挫折感，但十分配合物理治療師，不過能做的越來越少，最後只剩下按摩與拉伸肢體，避免肌腱和關節僵硬。直到這時候，克里斯多弗才被轉介到我們這兒。

2. 譯按：「補償不全」在心理學上意指面對壓力或挫折無法維持心理防衛機制，導致人格或心理上的不平衡。「退化」則是遭遇嚴重挫折時放棄成人的做事方式，退回不必努力的幼兒狀態以依賴他人。

病人角色和疾病行為

隨著對疾病的瞭解日益加深，我們接觸到越來越多轉化症或功能性神經障礙的案例。「轉化」一詞可以追溯到十九世紀，當時觀念認為情緒矛盾可以「轉化」為生理症狀而顯現。佛洛伊德和約瑟夫．布羅伊爾（Josef Breuer）一八九五年的著作《歇斯底里研究》（*Studies on Hysteria*）開啟了這個研究方向，他們最初採用的詞彙更古老，是古希臘語的子宮（*hustera*），因為古人認為所謂歇斯底里的起因是子宮在體內亂竄，干擾其他臟器運作。後來當然發現這種現象不限於女性，也不是透過精神分析或催眠將矛盾情緒從潛意識拉進意識，就能立竿見影。但無論如何，那個年代留下的案例故事非常獨特有趣。

轉化症和性、性虐待之間的連結在十九世紀末的維也納掀起軒然大波，如今已經廣獲醫界採納，是許多但並非所有個案的關鍵。（原注2）另一個重返舞臺的觀念，則是心智因素能轉化為動機明確的行為，卻也可以直接反映在身體狀態上，思維、恐懼、幻想、信念、衝突、乃至於最籠統的「壓力」都包括在內。轉化的假設有其道理，尤其放在克里斯多弗這種突發怪病又容易建立因果關係的情況特別有說服力。（原注3）不過無論醫生或病人都得切記：即使有一套能滿足條件、符合敘事、解釋疑難雜症的理論，也不代表就是正確答案。

何謂「真正」的疾病，以及病人扮演的角色、肩負的責任，這些都取決於社會整體文化，並且衍生出「病人角色」（the sick role）和「疾病行為」（illness behavior）的概念。（原注4）

此外，由於診斷方式進步，即便沒有具體證據，醫生也能研判病人是否罹患神經疾病。不過有些人內心仍會存疑，期待未來某天能夠透過新科技得到確實的檢驗報告。

神經精神科醫師彷彿在充滿不確定的泥沼中摸索，能夠立足的重要基石是「生物心理社會」模型。面對每個分支、每個面向（生物學、心理學、社會學），必須持開放態度並以證據為依歸，每個病例裡或許會有單一面向的比重較高，但絕大多數情況下，三者都不會徹底缺席。精神醫師不可墨守成規，得接納不同學門累積的知識和研究結論，並保留一定的詮釋空間。

克里斯多弗的治療過程出現另一個變數：當地醫療主管機關不同意轉診。他們不瞭解為何需要專科醫院，認為該地的治療團隊能完成同樣的工作，何必將寶貴的地區資源拿去資助第三級醫療單位？就地方官員的觀點來看，第三級醫療院所帶有都會和精英色彩。此外，主管單位對成年與未成年的處理方式有明顯劃分，他們主張「完整照護專案」（comprehensive care package），讓病人不必離開家庭。重重考量看似違背了國民醫療服務的初衷，但當時和現在的體制就是這樣運作的，主管單位和醫療機構立場不同是為了「增進效率」。

於是克里斯多弗被送回家，他們的市郊住宅需要大翻修：適合的病床、病人升降機、改造淋浴間和廁所、輪椅專用道等等。而且黎歐怎麼辦？這種情況下，他更需要照顧。父母陷入消沉絕望，恐怕得放棄工作或只好大幅減少工時。其中最大的悲劇在於，克里斯多弗這孩子明明還有希望，也許能夠根治。我實在看不下去了。

所以我寫了一封長信給心理衛生署署長，陳述地區醫療服務缺乏匹配的專業與設備照顧這個個案。克里斯多弗需要的是盡快住院，接受神經精神醫學的復健治療。我義正辭嚴提及對他們一家人造成的連鎖效應和增加的開銷：白天得請專人照顧黎歐，還要安排每天至少四次的探視，換算起來等於公衛服務又少了一名資深護理師，而且相關津貼與福利還是公家負擔。我強調以男孩的病況而言，越早開始治療越可能看見效果。即便說了這麼多，我不敢期待這封信能發揮太大作用，畢竟錢也不是承辦人員自掏腰包。還有人提醒我另一點：對政府而言，我的身分並非為特殊病患爭取合宜治療的公正第三方，而是具有「利害關係」的醫療服務業者。

我並未收到回覆，後來也改變策略。既然地方主管機關不採納我的意見，找他們「自己人」去說總行了吧？照護方案由當地一位家醫師統籌，他十分清楚資源不足，無需我解釋太多便出面為男孩及家人爭取更好的安排，但也私下告訴我另一件事：其實克里斯多弗的父母希望轉往專科醫院，但態度消極不願主動提出，似乎認為兒子生病得怪他們自己，聽天由命是應得的懲罰。夫妻倆就是所謂不愛把事情鬧大的人。

星狀細胞瘤

當然同時間我也有其他病人，另一個關注對象是艾美。她自己對於為何入院沒有印象，丈夫馬克的說法是妻子全身痙攣。那天艾美原本就覺得「怪怪的」，頭也疼得厲害。七歲女兒婕德下課帶著同學、同學的媽媽回到家，結果看見她呈大字形倒在廚房地板上。三人立刻上前查看，發現她醒著但意識模糊，而且咬到了舌頭，嘴角流出一抹血。她們叫了救護車、通知馬克直接去醫院，結果艾美在救護車上竟然又發作。急救員當下判斷是癲癇，症狀完全吻合：從身體右側開始的抽搐，頭轉向左邊，眼睛張得很大，隨後全身肌肉嚴重緊繃、咬緊下顎，有節奏地抽跳大約三十秒到四十秒，最後一下抖完，人癱軟暈了過去，過了一兩分鐘才清醒。

艾美小時候並沒有癲癇，到了四十二歲才發作，恐怕有更深一層的原因。時間往回推，發現兩個月前開始她頭痛就比往常更頻繁，雖說除此之外一切正常，但偶有難以名狀的異樣感受，可是一般人不也偶爾會感到不適？遺憾的是，當天晚上做了腦部斷層掃描，結果找到圓形不平整的物體，左額葉上有個高爾夫球大小的腦瘤，第一眼判斷是高度惡性的星狀細胞瘤（原注5），也就是說接下來幾個月裡很可能繼續成長，侵犯周圍的腦組織。

幾天之後主治醫師就去病房直接面對艾美和馬克。他帶去了壞消息，但也提出多種治療手段。首先，類固醇可以減輕腫瘤對周圍的壓迫以緩解頭痛，再來搭配抗痙攣藥物，之後是否要做放射治療或化療還要與腫瘤科再作討論。除了腦瘤，其餘檢查都正常，也沒有癌細胞擴散的跡象。儘管就醫師立場很想透過切片檢查確認腫瘤內的組織類型，但由於位置太接近大腦的語言區塊只好放棄。

很糟糕的情況，但夫妻倆感謝外科醫師冷靜自信、樂觀積極的態度。馬克問了「還有多久時間」，不過醫師沒有正面回應，只說現在判斷還太早，而且有些病人活了很多年。兩人聽了認為意思是至少有**幾個月**。她們對婕德解釋媽媽生病了，但會好起來的，一家人相親相愛彼此照顧就能度過難關，然後三個人抱在一塊兒淚流滿面。

功能性痙攣

約莫三個月過後，艾美又回到神經外科病房。之前治療有效，不過她又開始抽搐，通常程度輕微，右手臂跳動一下，接著會精神恍惚。提高抗癲癇藥物劑量之後有所改善，但過了一陣子抽搐變嚴重了，而且一次接著一次。艾美為此情緒低落也情有可原。

我到病房看見艾美坐在床上，因類固醇水腫的月亮臉上還留著淚痕。她挺樂意和我聊聊，反正在醫院也只是等檢查報告和聽醫師分析。艾美說話風趣、很會自嘲但又很勇敢，我能感受她心裡那份溫暖。床邊擺滿丈夫與女兒的照片，他們說好要找一天去迪士尼樂園。聽起來她沒有併發憂鬱症，也不需要別的藥物，能夠坦然正向面對未來。可是我才要離開病房時就聽見她哭了，哭聲不對勁。回頭一看，艾美緊咬牙關不斷呻吟，發出低沉喉音。

「艾美，妳還好嗎？怎麼回事？」

她沒回答，只是盯著前面，膝蓋靠在胸口，身體前後搖晃。一個護理師過來查看。

「她又癲癇發作了，」護理師說完拉上簾子。

她的呻吟更大聲了，還拉長彷彿嚎咷，身體不斷前後擺動，卻沒有抽搐顫抖。我示意護理師先不要干預，觀察三分鐘之後，艾美的擺動放慢，叫聲逐漸退去。身體搖擺的同時，她嘴裡似乎一直唸著「不要、不要」，滿臉都是眼淚。我過去握住她的手。

「沒事了，艾美，聽得見嗎？這不是癲癇，只是情緒失控。妳太害怕了，不要緊張，已經沒事了……」

艾美睜開眼睛、點點頭重新躺好，護理師拿面紙為她擦擦臉、摟著她安慰一番，整個過程十分鐘才結束。

「怎麼回事？」艾美自己也一臉困惑。「又發作了嗎？」

我向她和護理師解釋這叫做「功能性痙攣」。有時候人的情緒會出現過載的情況，無論悲傷、恐懼或其他情緒，而心智好比有個安全閥，在這種狀態下會自動關閉，於是身體就自己亂動。醫學術語稱為「解離」（dissociation），因為藥物

或疲勞而精神恍惚的時候更容易發生，癲癇病人有這個症狀完全不奇怪。（原注6）

我多待了一會兒，等艾美鎮定之後與她聊了方才的情形。

「確實心裡有種喘不過氣的感覺。最近發生好多事情，未免太巧了。你知道我最害怕的是什麼嗎？是沒辦法留在婕德的身邊保護她。」艾美說著說著又哭了起來。

我點點頭，思考這時候說什麼有用，但赫然意識到她剛剛那番話的弦外之音。「婕德需要什麼保護？」

沉默良久，艾美瞟了一下簾子，可見事涉隱私。

「這件事情我從來沒有提起過，對馬克也沒有。七歲的時候，就婕德現在這年紀，我……被性侵了。」她忍住淚水。「那時候放暑假，一天早上我表哥鮑勃過來玩。他十二歲。我剛過生日，有個禮物是卡式錄音機。鮑勃帶了些錄音帶來，我媽就說：『你去艾美房間放來聽，她一定很喜歡。』我們兩個坐到床上靠著牆壁聽流行歌，但他忽然把手伸進我衣服裡。一開始我根本不懂那是怎麼回事，後來放假他就常常對我出手。鮑勃他爸爸、我的舅舅哈利，和我媽感情很好，而且他們就住在路口，所以常常到我家。就這樣過了好幾年，鮑勃一直威脅我，說我講出去也不會有人相信，還會把我送去寄養家庭。直到他十五歲，我應該十一歲吧，某天下課他跑過來，把我帶到樹林裡強暴了。我跑回家裡告訴我媽，結果她居然說我笨，鮑勃就男孩子，一定是我表錯情。後來我們沒再談過這件事，也不知道我媽對舅舅和鮑勃說了什麼，他們就沒再到我家來。」

很可怕的體驗，但遺憾的是我以前也聽過類似故事。（原注7）說出隱藏多年的心事，艾美的情緒似乎不再那麼沉重。理智上她知道不是自己的錯，情感上卻未必如此坦然，事發當下沒有得到適當開導，造成傷口至今未曾癒合。她的哈利舅舅那時候剛離婚，意思是鮑勃家庭狀況也有問題。兩人都是孩子，但換個角度看，年齡差距加上權力不對等很明顯，何況都十五歲的人了，他不可能不知道自己那麼做不對。至於艾美的母親，每個年代自有其價值觀，她自己的成長過程並不順遂，家裡窮卻生了七個孩子，每個人得到的照顧都少。

後來我給艾美預約了門診就先讓她回家。我相信功能性痙攣可以解決，不過也得與神經外科醫師密切配合，調整抗痙攣藥物與腫瘤治療。最後，我建議她應該考慮把事情告訴馬克。

艾美離開之前我又想起一件事。她說最近發生很多事情、未免太巧，這是什麼意思？艾美解釋說，多年來她一直避著哈利舅舅，卻突如其來收到一張請柬——鮑勃要結婚了。馬克覺得婚禮會很有趣，她母親也說該去露個面。婚禮是上週末，那天早上她又發作幾次痙攣，所以終究沒去成。（原注8）

穿顱磁刺激技術

與此同時，神經精神醫學部病房盼來一位新病人入住。想不到花了整整一年時間，政府終於批准（已經十八歲的）克里斯多弗來專科醫院，而且只是「試用期」。安頓好之後，跨科團隊立刻進行評估（原注9），男孩是大家接觸過殘疾程度最高的病人，但他溫和禮貌、態度誠懇，雙親也一樣心懷感恩、待人謙卑。治療團隊和克里斯多弗一樣不明白疾病成因，他接受的所有檢驗和掃描結果都正常，可是這一點意義也沒有。明明身強體壯、高逾一百八十公分的大男孩，居然得咬著棒子才能發 email 和上網，簡直和頸椎受傷的截癱病患沒兩樣，看了叫人心疼。拖延了那麼久，是否還有得救？

與克里斯多弗做過面談，並考慮臨床心理師報告提出的多項問題以後，我認為有必要親自對男孩做身體檢查。他躺在床上，上半身以枕頭墊高。我請他抬右腿，他只有辦法微乎其微動一下。我捧著他的右腳跟，請他用力向下壓，卻完全感覺不到使力。接著我要他抬左腿，克里斯多弗經過一番努力，緩緩讓左腿離開床面，顫抖幾秒以後撐不住掉了回去。我叫他再做一遍，這次用左手搭著他左小腿，要他盡量用力將我手掌頂起來，但同時悄悄將右手鑽到他右腳跟底下。

男孩的左腿向上抬。

「很好，很好，保持住。」

克里斯多弗掙扎的是左腿，但能感覺到應該癱瘓的右腿也在使勁。我稍微用力想把他右腳向上推，也有明顯的肌肉收縮加以抵消。他沒力氣了，放下左腿大大呼了口氣。

「你看見剛才的狀況嗎？左腿用力舉高的時候，右腿反而跟著有力氣了。」

男孩一頭霧水。

「嗯，這是人體的自然反射。一腿舉高，另一腿會自動往反方向運動保持平衡。只是你有意識地想用力的時候，反而沒力氣。」

「我很認真在做啊！」

「我知道。這個測試是要證明你的情況叫做功能性癱瘓，也就是說你大腦的訊息沒辦法正常傳達到肌肉。原因我還不知道，但重點是連結其實都還在，可以運作，只是你得用間接的方式來啟動。無論如何，這是好消息，神經和生理結構沒事，或者說你身體的網路完好無損，沒有受到永久的物理性傷害。」(原注10)

克里斯多弗專心聽完也明白了大概。雖然訊息太多、尚未徹底消化理解，但他知道自己有機會好轉。

「就像運動員有時候會碰上瓶頸，最厲害的那些也一樣，你見過才對。好比你以前當守門員，應該遇過很多次罰球吧。明明前鋒只是從十二碼外瞄準球門……」

「嗯，他們有時候會整個踢歪，很扯。」

「人類在壓力太大、自我意識過高，或者努力過頭的時候，平常輕而易舉幾乎不費力的事情，無論走路、踢球什麼的，可能忽然變得……很複雜。如果能保持鎮定別多想，讓身體自然而然發揮作用，常常就沒事了。」

一側肢體較弱或者無法正常行走的病人，有時理解這一點之後就能有所突破。純熟的物理治療師，如倫敦的葛蘭・尼爾森（Glenn Nielsen），開發出一系列別出心裁的復健技巧，對克服功能性神經障礙有非常大的幫助。（原注11）舉例而言，他們請病人倒退走路。原本為了跨出每一步，病人付出大量卻無效的注意力在腿部動作上，然而向後走的時候，這些注意力被分散了，結果病人卻發現「不假思索」往後退竟然比正常前進還輕鬆。（原注12）功能性神經障礙的矛盾點就在於，當事人越不費力反而阻礙越少。不過克里斯多弗癱瘓太久，必須先讓他四肢得到足夠活動才能好好訓練。

針對神經肌肉疾患，診斷方式之一是穿顱磁刺激技術，做法是將具磁力的金屬線圈裝入類似小乒乓球拍的裝置，裝置發射磁性脈衝引發短時間的磁場。若磁場瞄準大腦運動皮質的訊號起源處，向下進入脊髓處或者脊髓的神經根部位，便能引發對人體無害的電流，電流通過神經則會導致連接的肌肉群抽動。臨床神經生理學家還可以在受測者的肌肉插入細針並連接放大器和記錄儀，如此一來甚至能偵測到肌肉極細微的收縮。根據收縮訊號就可以判斷發電是否正常、肌肉本身是否健康，還能以毫秒為單位測量線圈發出刺激到肌肉收縮的時間間隔，觀察神經傳導良好還是偏慢。就原理而言，很像電工測試電路。

克里斯多弗坐著輪椅被推進神經生理檢驗室，機器經過初步校準和設定之後正式開工。線圈主要對準頸部，記錄儀則連接他的小腿。裝置有時嗶嗶叫、有時滋滋響，醫師看了LED螢幕數據之後表示傳導時間都在合理範圍，肌肉通電時也正常收縮，基本上可以安心。但我們也再三強調，縱使神經連結正常，重點是「要讓電流經過」才行。克里斯多弗聽完沒有什麼感覺，於是我們換個方式呈現：最小電流刺激只能造成微微抽動，那再強一點會如何？調整機器之後，醫師將線圈對準他的運動皮質區再按下紅色按鈕。同樣的咔嚓聲，但克里斯多弗的腿很明顯彈了一下。「哇！怎麼回事啊？」他問。

再一發，這回理應癱瘓的右腿伸直了。「嘿，怎麼弄的？」

同樣現象反覆幾次之後，男孩搖著頭說：「好厲害！」

接著我們開始記錄肌肉反應，機器接上喇叭，發出的滋滋聲對應到每次肌肉纖維收縮，音量調大能聽得很清楚。之前不多話的神經生理學醫師這時忽然對男孩解釋：小腿後肌藉由外力就能正常運動，但希望他用自己的力量製造出同樣訊號。所有人望向克里斯多弗的腿，探針後面接著一條綠色細電線。滋、滋滋、滋滋，有聲音了。「可以的，你做得到，」大家開口鼓勵。滋滋滋……訊號越來越強、越來越快，好像金屬探測器掃過埋在地底的一堆金幣。滋——最後機器響個不停，「做得好！」我們異口同聲叫道。儘管實際上腳動得微乎其微，只是音量開到最大營造出的戲劇效果，但當下確實震撼力十足。克里斯多弗從努力中得到強烈正向回饋，情緒跟著振奮起來，笑得合不攏嘴。至於我，從那天起面對他也不再總是「心沉了下去」，而是相信這孩子絕對會成為治療成功的榜樣。

下個階段是隨物理治療師去健身房。克里斯多弗被吊起來，腳差一點點能碰到地面，雙手自然握著身旁的雙槓。治療師將吊索下放幾毫米，他反射性伸直雙腿，體重壓了上去。男孩努力挪動狀況較好的左腿嘗試跨出第一步，治療師不斷從旁鼓勵。

過了幾週，克里斯多弗每天都進步一點點。職能治療師提出意見，她提議拿走男孩咬著打電腦的短棍，改將手腕放在泡棉墊上做個實驗，看看他是否能微幅移動手指使用鍵盤。結果成功了，他真的做得到。勝利接二連三，氣氛為之一變。之後臨床心理師做了幾次諮商，同樣成果斐然。克里斯多弗是個好病人，對醫師們從大腦與神經科學角度提出的機械式觀點接受度很高，而且終於有種自己被當作成年人看待的感受。諮商內容開始觸及家庭生活和他對未來的想像，克里斯多弗想要進修，但覺得必須離家；他愛父母、愛弟弟黎歐，可是總覺得沒被當作大人對待，所以渴求獨立。

大概四個月以後，克里斯多弗拿著簡單拐杖就能四處走動，而且復健進度並未就此中斷。他已經能自己用餐、更衣、打電腦，雖然偶爾覺得很累，但大家打從內心相信這孩子能熬過去，爸媽更是欣喜若狂，兒子的轉變實在不可思議。

我忍不住又想寫信，提議申訴當初專科轉診的審核官員，讓他們看看自己的決定是多麼荒唐。好好一個年輕人失去妥善治療的機會，平白無故癱瘓了四年之久。我認為應該追究照護品質委員會、醫學總會，並且對媒體披露這整件事，要求他們對克里斯多弗全家道歉。然而，男孩的父母還是同樣態度：何必對過去耿耿於懷？兒子都好起來了，就別節外生枝吧？反正人家也是盡忠職守，重來一遍或許他們會更積極爭取吧，但事到如今就不必小題大做了。

走完生命最後一程

等到回診日，我終於又與艾美和馬克見面。距離診斷出腦瘤已經過了約一年的時間，她的身體狀況惡化得很明顯，必須靠助行器才能走路，講話也結結巴巴，該連起來的地方會斷掉。腫瘤損壞了左額葉掌控語言表達及右側肢體動作的區塊。再嚴重的話，她就只能說出簡單詞語，甚至未必完整。

「很辛苦……走路慢……用力講話……不痙攣，很好！」她比出大拇指。

馬克溫柔地從旁協助。「嗯，是有不少難處，但已經比預期好多了。醫院和麥克米倫團隊（Macmillan team）[3]幫了很多忙，我們一家人多了好好相處的時

3. 譯按：指麥克米倫癌症援助中心。

間。婕德很難過，但應該沒問題，幸虧外婆過來照顧，少了她可真不知道該怎麼辦才好。」

艾美對我使了個眼神，我猜意思是終究沒能告訴丈夫。那段遭遇太沉重，以前的她說不出口；而現在的她鼓起勇氣了，詎料殘酷的命運奪走言語能力，那些情緒直到最後仍舊只能埋在心底。（原注13）

多聊幾句之後看得出來她很疲累，而且我也幫不上忙了，所以只能祝他們平安之後便道再見。隔天馬克打了電話過來，說他們的車子停在靠醫院轉角不遠處，由於艾美行動不便，所以在院內時間超過預期，結果被開了張違規停車的罰單。他問我有沒有可能幫幫忙，寫封信解釋一下之類。當然！我立刻對著錄音筆留下一串尖銳又不失分寸的申訴。

再得到他們消息是半年之後的事。我收到馬克的手寫信，他說當初雖然沒抱太大指望，但當局的回覆是：經過考量後決定退還罰款。看來那封信真的幫上忙，所以想向我道謝。但信上提到另一件事：「艾美兩週前走了。我們遵照她的願望，所有人留在家裡陪她走完最後一程。她走得十分安詳。」

跨越理解的深淵

我最後一次見到克里斯多弗也是在門診。他自己搭公共運輸過來，變回身體健康的帥小子，看了真令人開心。大男孩燦笑著告訴我近況：他正在就讀大學預科班，目前仍與家人同住，但已經開始找分租公寓。想到錯失好多年，以前同學都已經上大學、就業了，總覺得自己落後不少，有時候會因此情緒低潮，但還應付得來。

我問他，回顧之前幾年，是否明白究竟怎麼回事？無法動作是什麼感覺？可惜沒能得到什麼啟示。克里斯多弗只記得當時的身心似乎是分離的，「不像自己的身體」。每個過程都那麼古怪荒誕，對腰椎穿刺的印象特別深刻，因為他被嚇呆了，覺得醫生好像拿把刀子往脊椎一直挖，接著身子忽然什麼也感覺不到。我又問他治療裡幫助最大的是什麼？這點他就說得明確，是治療團隊的積極和包容，並以他能理解的方式解釋病情。穿顱磁刺激如何？克里斯多弗說這個檢驗影響很大，令他實實在在感受到自己還有痊癒的希望。（原注14）

我常想起艾美和克里斯多弗，兩人雖然有諸多不同，卻又在許多方面重疊。他們都是功能性神經障礙，想要硬性劃分為心理或生理問題必然無解，可謂身心二元論的最佳反例。這對神經精神醫學臨床工作者而言猶如當頭棒喝，是時候跳脫僵化思維走向更具深度的整體論了。我並不相信人類除卻物質性大腦，還有抽象的靈性或生命能量，某些人或許因此視我為還原論者（reductionism）[4]。然而根據我執業這些年來累積的經驗，無論多麼複雜的心智，最終總是會回歸到腦部活動。但換個角度看，個人經驗和外界訊息的交互作用會形塑我們的大腦，因此治療關鍵是如何在生理、心理與社會三個因素找到正確的比例。

我們可以將此想像成一本本精彩的小說，怎樣讀最合適？離得太遠，每本書看起來都是同樣形狀。用顯微鏡看，只能看見紙張纖維上的點點顏料。必須在兩個極端之間找到平衡點，我們才能進入語言和文化構築出來的意義世界。對於某些病人，一個分子擾亂基因編碼、一簇神經元傳導失誤就會造成人生驟變；但對

4.譯按：又稱為還原主義、簡化論、專簡論與化約論，認為複雜的系統和現象可以透過將其化約為各部分之組合的方法加以理解和描述。

其他病人來說，不去考量和解讀人類共有的歷史，就無法理解和解決他們生命的難題。

目前的科學無法阻止艾美的腦瘤擴大，也無法窺探克里斯多弗的心理世界，既成的事實、失去的歲月難以挽回。有些難題必須留待未來的科學突破，然而現在已有一帖良藥供我們跨越深淵、尋求一定程度的理解，也能為病人重建信念，甚至有機會徹底扭轉他們的生命困境。

謝詞

首先要向所有同事、老師、導師、學生，當然還有各位病患致上謝意，是你們成就了我。在此特別感激 Louis Appleby、Michael David、Andrew Hodgkiss、Eduardo Iacoponi、Sameer Jauhar、Nick Medford、Tim Nicholson、Ulrike Schmidt 對草稿給予回饋意見，還有「派崔克」、「維多利亞」、「珍妮佛」、「克里斯多弗」同意我將他們的人生經驗寫進書中。

再來要特別感謝的是編輯 Alex Christofi，是他對細節的堅持、對人性的共鳴，將一篇篇個案報告化作好讀的故事。

書中陳述案例時，自然竭力保護當事人的隱私，因此無論姓名、年齡，甚至可能連性別、特徵和重要事實都經過修改，以求病人和家屬身分不會曝光。其實故事多半是好幾人身上的事件串接而成，希望書寫過程中我留存了最關鍵的「真」，沒有愧對現實中的主角們。相信有類似症狀與疾病的人能從本書找到方向、獲得幫助，這也是取材真實案例的初衷。

也趁此機會向大家致歉，恕我無法透過通訊方式針對讀者的精神疾病或心理問題進行諮詢或提供專業建議。

原文注釋

序

1. Bolton, D. and Gillett, G., *The Biopsychosocial Model of Health and Disease*. (Cham: Palgrave Pivot, 2019), pp.1-145.（本書為近期兩位臨床諮商哲學家對此模型提出的評論和辯護。）
2. Jaspers, K., *General Psychopathology* (7th edn), trans. J. Hoenig and M.W. Hamilton (Baltimore: Johns Hopkins University Press, 1913/1997).
3. Laing, R.D., *The Divided Self*. Modern Classics. (London: Penguin Books, 2010)。初版書名為 *The Divided Self: A Study of Sanity and Madness*. (London: Tavistock Publications, 1960)]。

第一章

1. Fahn, S., 'The History of Dopamine and Levodopa in the Treatment of Parkinson's Disease', *Movement Disorders*, 23 (Suppl 3), 2008, pp.S497-508.
2. Howes, O.D., 'What the New Evidence Tells Us About Dopamine's Role in Schizophrenia', in *Schizophrenia: The Final Frontier - a Festschrift for Robin M. Murray*. eds A.S. David, S. Kapur

and P. McGuffin. (Hove East Sussex: Psychology Press, 2011), pp.365-72.

3. Crow, T.J., Johnstone, E.C. and McClelland, H.A. 'The Coincidence of Schizophrenia and Parkinsonism: Some Neurochemical Implications', *Psychological Medicine*, 6, 1976, pp.227-33.

4. 思覺失調與多巴胺之關聯性的假設雖不至於被氯氮平推翻，但確實造成一定程度的衝擊。氯氮平確實可以阻斷多巴胺受體，不過效力微弱。氯氮平影響多種神經傳導機制，與其對肢體動作的幫助相比，副作用相對溫和。

5. Rogers, J., Pollak, T., Blackman, G. and David, A.S. (2019) 'Catatonia and Immune Dysregulation: A Review'. [Online]. (http://dx.doi. org/10.1016/S2215-0366(19)30190-7). *Lancet Psychiatry* 6 (7). (Accessed 1 July 2019).

6. 許多神經和精神醫學上的現象透過模控學（cybernetic approach）分析更容易理解。可參考 Spence, S.A., 'Alien Motor Phenomena: A Window on to Agency', *Cognitive Neuropsychiatry*, 7, 2002, pp. 211-20。最初當然要有產生動作的指令或「意志」主體，這個「動」的訊號進入控制元件，元件篩選與啟動對應部位，接著會發送另一個訊號到「比較元件」要求校準，譬如手臂伸得過高或過低時就要進行修正。理想情況下，發出指令的本體能夠分辨自己想做的動作和其他無關訊號，每次指令都同時複製給比較元件，有點類似線上訂票後系統自動回覆，學術上稱之為「感知副本」（efference copy）。倘若別人拉著你的手臂甩來甩去則不會有感知副本，即使眼睛沒看到系統也能將其判斷為外力。然而，若有意識的動作（會得到感知副本）在肢體那端沒感覺，或者說得不到進行動作的訊息回饋，顯然問題不在於指令本身，而是指令並未送達。帕金森氏症患者無法行動，或者動作不吻合自己心意，但病人並非沒有動作意圖，透過感知副本便能確定自身的意志並且感覺到用力，可是就是做不出動作。反之，肢體震顫（帕金森氏症常見症狀）的病人知道抖動並非自己有意為之，是身體受外因影響所致（「帕金森氏症造成我抖動」）。相對的，被控制妄想可能出在動作意圖存在，卻得不到感知副本（確認信發不出或收不到），於是當事人無法認為那是自己的動作，便懷疑是別人的意圖。為何與帕金森氏症的顫抖有所不同？或許原因在於帕金森氏症影響動作，但思覺失調引起的被控制妄想則影響了「更高層級」，也就是動作的意圖。就旁人看來，動作完全像是當事人所為，符合當下情境或過去經驗，但病人自己無法肯定**是我**想做這件事，因為沒收到確認信！系統可以正常製造動作，卻無法穩定傳遞感知副本。另一種詮釋角度認為，不是腦部機制有問題，而是思維的歸因傾向：人類試圖為所有現象尋求解釋，越出乎意料的事情越得找到理由。依據身分背景與經驗不同，每個人偏好的解釋方式有所分別。身體不照自己意思行動時，有些人會懷疑罹患神經疾病，但有些人會懷疑遭到神祕力量操縱。

第二章

1. David, A.S., 'On the Impossibility of Defining Delusions', *Philosophy, Psychiatry, & Psychology*,

6, 1999, pp.17-20.

2. 如果我說一九五〇年時自己擔任英格蘭隊隊長參加巴西世界盃的話，這就是妄想（更精確的說法是「妄想記憶」），因為當時我尚未出生，完全違反邏輯。當然我也不覺得自己真的能被選進球隊就是了。

3. 現代神經心理學不傾向將病症直接連結到腦部區塊，而是以發生問題的程序來命名。心向轉移，或者口語說法就是解決問題的能力，一般而言會歸類為「執行功能」（executive function）。

4. Noyes, R., Jr. and Kletti, R., 'Depersonalization in the Face of Lifeftreatening Danger: An Interpretation', *OMEGA - Journal of Death and Dying*, 7, 1976, pp.103-14.

5. Ciaunica, A. and Charlton, J. (2018, June 21). *When the Self Slips*. [Online] (https://aeon.co/essays/what-can-depersonalisationdisorder-say-about-the-self). Aeon. (Accessed 25 June 2018).

6. Sierra, M., Senior, C., Dalton, J., *et al.*, 'Autonomic Response in Depersonalization Disorder', *Archives of General Psychiatry*, 59, 2002,pp.833-8.

7. Ellis, H.D., Whitley, J. and Luauté, J.P., 'Delusional Misidentification: The ftree Original Papers on the Capgras, Frégoli and Intermetamorphosis Delusions', *History of Psychiatry*, 5, 1994, pp.117-8.

8. Young, A. and Leafhead, K., 'Betwixt Life and Death: Case Studies of the Cotard delusion', in *Method in Madness: Case Studies in Cognitive Neuropsychiatry*, eds. P.W. Halligan and J.C.

Marshall. (Hove East Sussex: Psychology Press, 1996), pp.147-71.
9. Ben-Naim, E., Vazques, F. and Redner, S., 'What Is the Most Competitive Sport?', *arXiv:physics*, 0512143 v1, 15 December 2005.

第三章

1. Freud, S., 'Mourning and Melancholia', in *The Standard Edition of the Complete Psychological Works of Sigmund Freud, Volume XIV (1914- 1916): On the History of the Psycho-Analytic Movement, Papers on Metapsychology and Other Works*, ed. J. Strachey (New York: Norton, 1976), pp.237-58.
2. Brown, G.W. and Harris, T., *Social Origins of Depression*. (London: Tavistock, 1978).
3. 取自Mark Williams團隊所做的內容完整但用詞較專業的專題評論。Williams, J.M.G., Barnhofer, T., Crane, C., *et al.*, 'Autobiographical Memory Specificity and Emotional Disorder', *Psychological Bulletin*, 133, 2007, pp.122-48.
4. Neeleman, J., 'Suicide as a Crime in the UK: Legal History, International Comparisons and Present Implications', *Acta Psychiatrica Scandinavica*, 94, 1996, pp.252-7.
5. Durkheim, E., *On Suicide*, ed. R. Sennett. Trans. R. Buss, 1897. (London: Penguin Classics, 2006).
6. Dervic, K., Oquendo, M.A., Grunebaum, M.F., *et al.*, 'Religious Affiliation and Suicide Attempt',

American Journal of Psychiatry, 161, 2004, pp.2303-8.

7. Thomas, K. and Gunnell, D., 'Suicide in England and Wales 1861- 2007: A Time-Trends Analysis', *International Journal of Epidemiology*, 39, 2010, pp. 1464-75.
8. Hawton, K., Bergen, H., Simkin, S., *et al.*, 'Long Term Effect of Reduced Pack Sizes of Paracetamol on Poisoning Deaths and Liver Transplant Activity in England and Wales: Interrupted Time Series Analyses', *British Medical Journal*, 2013, 346:f403.
9. Rubin, D.C. (ed.), *Remembering Our Past: Studies in Autobiographical Memory*. (Cambridge: Cambridge University Press, 1999), pp.244-67.
10. 以下文章介紹了基於自傳式記憶而發展的心理學治療手段：Dalgleish, T. and Werner-Seidler, A., 'Disruptions in Autobiographical Memory Processing in Depression and the Emergence of Memory Therapeutics', *Trends in Cognitive Sciences*, 18, 2014, pp.596-604。

第四章

1. Snaith, R.P. and Taylor, C.M., 'Irritability: Definition, Assessment and Associated Factors', *British Journal of Psychiatry*, 147, 1985, pp.127-36.
2. Angst, J. and Sellaroa, R., 'Historical Perspectives and Natural History of Bipolar Disorder', *Biological Psychiatry*, 48, 2000, pp.445-7.

3. Crammer, J.L., 'Periodic Psychoses', *British Medical Journal*, 1 (5121), 1959, pp.545-9.

4. 大部分人都多少受限於二十四小時的僵化週期。所謂「早鳥族」喜歡早起，白天處理完多數事務，而「夜貓子」晚上比較有精神——學者研究後認為，目前無法證明這種生活「時型」（chronotype）與雙極性情感疾患相關，然而雙極性情感疾患似乎與人類基礎生理節奏運作失調有關。

5. 該主題的學術文章集錦可參考：Morgan, C., McKenzie, K. and Fearon P. (eds.), *Society and Psychosis*. Cambridge: Cambridge University Press, 2008。

6. Lewis, G., Croft-Jeffreys, C. and David, A., 'Are British Psychiatrists Racist?', *British Journal of Psychiatry*, 157, 1990, pp.410-15.

7. MacPherson, W., *The Stephen Lawrence Inquiry. Report of an Inquiry*. [Online]. (http://webarchive.nationalarchives.gov.uk/20130814142233/http://www.archive.official-documents.co.uk/document/cm42/4262/4262.htm). United Kingdom: The Stationary Office. (Accessed 1 July 2019).

8. Fanon, F., *Black Skin, White Masks*. Paris: Éditions du Seuil, trans. R. Philcox, 1952. (New York: Grove, 2008).198 Notes

9. '*Altérations mentales, modifications caractérielles, troubles psychiques et déficit intellectuel dans Thérédo-dégénération spino-cérébelleuse: à propos d'un cas de maladie de Friedreich avec délire de possession*' (med. thesis, 1952, University of Lyon). 'Friedreich's Ataxia Is a Genetically Determined Neurodegenerative Disease Leading to Gradual But Relentlessly Worsening

Unsteadiness, Incoordination and Dementia'. Keller, R.C., 'Clinician and Revolutionary: Frantz Fanon, Biography, and the History of Colonial Medicine', *Bulletin of the History of Medicine*, 81, 2007, pp.823-41.

10. Keller, R.C., 'Clinician and Revolutionary: Frantz Fanon, Biography, and the History of Colonial Medicine', pp. 823-41; Bulhan, H.A., 'Frantz Fanon: The Revolutionary Psychiatrist', *Race and Class*, 21, 1980, pp.251-71.
11. Fanon, *Black Skin, White Masks*, p.168.
12. Beauclerk, C. *Piano Man: A Life of John Ogdon*. (London: Simon & Schuster, 2014).
13. 蓋希文和神經精神醫學正好也有點關係。他三十八歲時會忽然出現突發的不受控行為，像是聲稱聞到燒塑膠的臭味，或者表演到一半忘記自己作的曲子。起初醫生認為只是所謂的「歇斯底里」（當時的治療方式為精神分析），但過不久就被發現顳葉異常，嗅幻覺是典型症狀。幾週以後他便過世了，死因是惡性腦腫瘤，右顳葉長了一個多形性膠質母細胞瘤。
14. 'Just the Two of Us', 1981, by Bill Withers, William Salter and Ralph MacDonald, and recorded by Grover Washington Jr. and Bill Withers.

第五章

1. 所謂Ghrelin其實是「生長激素釋放肽」（growth hormone releasing peptide）的縮寫，在我自

醫學院畢業很久以後，它才被學界發現。我挺喜歡這個詞，因為發音很像 Gremlin，它們正好是沒吃飽會發脾氣的小妖怪。

2. 腦腫瘤壓迫下視丘可能引發明顯的厭食或暴食症狀。至於普瑞德威利症候群（Prader-Willi Syndrome，俗稱小胖威利症）則是一種在遺傳學理論上具獨特地位但臨床上十分棘手的疾病，成因是第十五對染色體長臂有缺損。病人幼年就開始暴食且難以滿足，研究之初便有人提出這種狀態或許肇因於飢餓素濃度過高，目前尚無法排除此論點。可參考Cassidy, S.B., Schwartz, S., Miller, J.L., *et al.*, 'Prader-Willi syndrome', *Genetics in Medicine*, 14, 2012, pp.10-26。

3. 對技術細節有興趣的讀者，我推薦：Anderman, M.L. and Lowell, B.B., 'Toward a Wiring Diagram Understanding of Appetite Control', *Neuron*, 95, 2017, pp.757-8; Ferrario C.R., Labouebe, G., Liu, S., *et al.*, 'Homeostasis Meets Motivation in the Battle to Control Food Intake', *Journal of Neuroscience*, 36, 2016, pp.11469-81。

4. 古爾是維多利亞時代名醫，也成為維多利亞女王的御醫之一（但當時御醫僅為榮銜）。值得一提的是，他支持女性進入醫界。

5. Bruch, H., 'Perceptual and Conceptual Disturbances in Anorexia Nervosa', *Psychosomatic Medicine*, 24, 1962, pp.187-94.

6. Orbach, S., *Fat Is a Feminist Issue: The Anti-Diet Guide to Permanent Weight Loss*. (New York:

Paddington Press, 1978).

7. Zipfel, S., Giel, K.E., Bulik, C.M., *et al.*, 'Anorexia Nervosa: Aetiology, Assessment, and Treatment', *Lancet Psychiatry*, 2, 2015, pp.1099-11.

8. 腦腫瘤，或者較少見的情況是中風、創傷、畸形，都有可能引發神經性厭食症的典型或非典型症狀。雖然下視丘是最主要的致病位置，但也有與「典型」神經性厭食症如出一轍的病例是顳葉或額葉長腫瘤，右側為大宗。因此「食慾降低」背後的機制並不單純。可參考 Uher, R. and Treasure, J., 'Brain Lesions and Eating Disorders', *Journal of Neurology, Neurosurgery and Psychiatry*, 76, 2005, pp.852-7。

9. Freud, S., '*The Ego and the Id*', Standard Edition, 19, 1923, pp.1-66.

10. 一般認為右腦相對劣勢，因為佛洛伊德指出語言與說話功能都由「優位」的左腦控制（可與第七章對照）。

11. Catani, M.A., 'Little Man of Some Importance', *Brain*, 140, 2017, pp.3055-61. (A beautifully illustrated and contemporary update of Penfield's homunculus).

12. Rozin, P. and Fallon, A.E., 'A Perspective on Disgust', *Psychological* Review, 94, 1987, pp.23-41.

13. Rozin, P., Haidt, J., McCauley, C., *et al.*, Individual Differences in Disgust Sensitivity: Comparisons and Evaluations of Paper-and-Pencil Versus Behavioral Measures', *Journal of Re-*

search in Personality, 33, 1999, pp.330-51.

14. Phillips, M.L., Senior, C., Fahy, T., *et al.*, 'Disgust: The Forgotten Emotion of Psychiatry', *British Journal of Psychiatry*, 172, 1998, pp.373-5.
15. Dell'Osso, L., Abelli, M., Carpita, B., *et al.*, 'Historical Evolution of the Concept of Anorexia Nervosa and Relationships with Orthorexia Nervosa, Autism, and Obsessive-Compulsive Spectrum', *Neuropsychiatric Disease and Treatment*, 12, 2016, pp.1651-60.
16. Bell, R.M., *Holy Anorexia*. (Chicago: University of Chicago Press, 1985).
17. Griffin, J. and Berry, E.M., 'A Modern Day Holy Anorexia? Religious Language in Advertising and Anorexia Nervosa in the West', *European Journal of Clinical Nutrition*, 57, 2003, pp.43-51.

第六章

1. Monti, M.M., Laureys, S. and Owen, A.M., 'The Vegetative State', *British Medical Journal*, 2010, 341:c3765.
2. Bateman, D.E., 'Neurological Assessment of Coma', *Journal of Neurology Neurosurgery and Psychiatry*, 71 (Suppl I), 2001, pp.13-17.
3. Hume Adams, J., Graham, D.I. and Jennett, B., 'The Neuropathology of the Vegetative State After an Acute Brain Insult', *Brain*, 123, 2000, pp. 1327-38. (A study from the home of the 'Glasgow

Coma Scale’).

4. First Vintage International edn. (New York: Random House, 1998).

5. Monti, *et al.*, ‘The Vegetative State’, 341:c3765.

6. Owen, A.M., Coleman, M.R., Boly, M., *et al.*, ‘Detecting Awareness in the Vegetative State’, *Science*, 313, 2006, p.1402.

7. 因亞倫・圖靈提出而得名。（Turing, A.M., ‘Computing Machinery and Intelligence’, *Mind*, LIX, 236, 1950, pp.433-60, doi.org/10.1093/mind/LIX.236.433.）他主張若一臺機器或計算裝置（或其他接受詢問者）回答問題的表現，與詢問者、另一個人類無從區別，則該機器具有思考能力。雖然圖靈在他的論文中已經陳述過此法的優缺點，後世也做出許多修正，但當年他設想的一段測試互動仍值得參考：

問：那首十四行詩的第一句，“Shall I compare thee to a summer’s day”，不覺得用「春日」會更合適嗎？（譯按：出自莎翁十四行詩第十八首，意為「我是否該將你比喻為夏日」。）

答：格律不合。（譯按：summer有兩個音節，spring則為單音節。）

問：那「冬日」如何？格律沒問題了吧。

答：對，但沒有人想被比喻成冬日。

問：你不覺得匹克威克先生（譯按：狄更斯作品）就讓人想到耶誕節。

答：有點。

問：耶誕節就是冬日，匹克威克先生應該不介意。

答：你不是認真的吧。說「冬日」大家只會想到普通的冬天，不會想到耶誕節那種特殊節日。

多數人看過這段問答，應該會認為對方是人類，原因是無論文化與文學引用、談吐風格、以至於幽默感或其他層面，都偽裝得十分成功。

8. Jaspers, T., Hanssen, G.M.J., van der Valk, J.A., *et al.*, 'Pervasive Refusal Syndrome as Part of the Refusal-Withdrawal-Regression Spectrum: Critical Review of the Literature Illustrated by a Case Report', *European Child and Adolescent Psychiatry*, 18, 2009, pp.645-51。廣泛性拒絕症候群在特定文化脈絡下有數種變體，譬如瑞典曾出現「放棄生存症候群」（Uppgivenhetssyndrom）(Sallin, K., Lagercrantz, H., Evers, K., *et al.*, 'Resignation Syndrome: Catatonia? Culture-Bound?', *Frontiers in Behavioural Neuroscience*, 2016, 10:7, doi:10.3389/fnbeh.2016. 00007)，情境是尋求庇護的難民家庭遲遲未能獲准居留。此說引發政治上的兩極反應，有人懷疑母親為了對政府情感勒索而教唆孩子做出病態反應，亦有人認為這是兒童心理受創的絕望表現。可參考Bodegård, G., 'Comment on the Paper "Pervasive Refusal Syndrome (PRS) 21 Years On: A Reconceptualization and Renaming" ', by Ken Nunn, Bryan Lask and Isabel Owen. *European Child and Adolescent Psychiatry*, 23, 2014, pp.179-81。廣泛性拒絕症候群一詞問世之後過了幾年，日本出現另一種可能的變體名為「蟄居」（Hikikomori，ひきこもり），主要描述年輕

男性徹底斷絕社會互動，若遭他人、通常是父母逼迫時偶有暴力行為。蟄居同樣有兩極化的詮釋，一方認為是沉溺於電玩與網路的後果，另一方懷疑背後真相是兒童受虐。（Koyama, A., Miyake, Y., Kawakami, N., *et al.*, 'Lifetime Prevalence, Psychiatric Comorbidity and Demographic Correlates of "Hikikomori" in a Community Population in Japan', *Psychiatry Research*, 176, 2010, pp.69-74.）

9. Lask, B., Britten, C., Kroll, L., *et al.*, 'Children with Pervasive Refusal'. *Archives of Diseases of Childhood*, 66, 1991, pp.866-9.

10. 醫學上有很多「證明規則的例外」，其中之一就是所謂「α 波昏迷狀態」，也就是從明明昏迷的病人身上偵測到 α 波；然而波形似乎來自不同部位，在頭皮更前方，而且眼睛睜開時不會出現。

11. 神經生理學稱為「（聽覺）畸變試驗」。

12. Balconi, M., 'State of Consciousness and ERP (Event-Related Potential) Measures. Diagnostic and Prognostic Value of Electrophysiology for Disorders of Consciousness', *Neuropsychological Trends*, 10, 2011, pp.43-54.

13. 關於緊張症，詳見第一章。

14. McFarland and Company, Jefferson, North Carolina, 2012.

15. Freeman, C.P. and Kendell, R.E., 'ECT: 1. Patients' Experiences and Attitudes', *British Journal of*

Psychiatry, 137, 1980, pp.8-16.

16. Rose, D., Wykes, T., Leese, M., *et al.*, 'Patients' Perspectives on Electroconvulsive Therapy: Systematic Review', *British Medical Journal*, 326, 2003, p.1363.

17. Luty, J., 'Controversial Treatments in Psychiatry', *British Journal of Psychiatry: Advances*, 23, 2017, pp.169-78.

18. 'Electroconvulsive Therapy (ECT): The Clinical Effectiveness and Cost Effectiveness of Electroconvulsive Therapy (ECT) for Depressive Illness, Schizophrenia, Catatonia and Mania', (England: National Institute for Health and Care Excellence, 2003, TA59; modified 2009).

19. 若要完美無缺，則需雙盲、亂數、對照這些要素，也就是研究者與受試者都不知道誰真正接受治療、誰接受安慰劑治療。而且針對電痙攣療法，安慰劑治療意味著需要受試者接受「假電療」，也就是全身麻醉卻不通電，還必須重複六次、十二次或更多療程。此外，目前也沒有資金充裕的醫藥企業打算藉由證實電痙攣療法的效果來牟利，因此只能期望公家或學術單位有一天能進行理想化的實驗，儘管需要數百萬英鎊。

20. Aviv, R. (2017, March 27). *Letter from Sweden: The Trauma of Facing Deportation*. [Online]. (www.newyorker.com/magazine/2017/04/03/the-trauma-of-facing-deportation). (Accessed 25 June 2019).

第七章

1. Gelauff, J., Stone, J., Edwards, M., *et al.*, 'The Prognosis of Functional (Psychogenic) Motor Symptoms: A Systematic Review', *Journal of Neurology Neurosurgery and Psychiatry*, 85, 2014, pp.220-6.
2. 兒童性虐待的問題有許多統計上的困難，鮮少有書面證據或報告能取得自我陳述。近期一項研究比較了功能性神經障礙與其他精神科病患曾經遭遇性虐的比例，發現在醫院紀錄裡，雙方差不多，大概是兩成。(O'Connell, N., Nicholson, T., Wessely, S., *et al.*, 'Characteristics of Patients with Motor Functional Neurological Disorder in a Large UK Mental Health Service: A Case-Control Study', *Psychological Medicine*, 2019, pp.1-10, doi:10.1017/S0033291719000266.) 多數此領域的研究人員認為臨床數據低於實際情況。
3. 運用嚴格定義與竭盡式搜尋後，研究發現高壓力事件確實與轉化症有關，通常都是在事件發生後不久發病(Nicholson, T.R., Aybek, S., Craig, T., *et al.*, 'Life Events and Escape in Conversion Disorder', *Psychological Medicine*, 46, 2016, pp.2617- 26)，並得到此領域十分完整的文獻回顧加以確認，參閱 Ludwig, L., Pasman, J.A., Nicholson, T., *et al.*, 'Stressful Life Events and Maltreatment in Conversion (Functional Neurological) Disorder: Systematic Review and Meta-analysis of Case-Control Studies', *Lancet Psychiatry*, 5, 2018, pp.307-20。
4. 這些詞彙取自社會學，雖然容易引起爭論和誤解，但對生物心理社會模型很有意義。塔爾科特・帕森斯（Talcott Parsons）以社會學家的身分提出「病人角色」一詞。Parsons, T., *The Social System*. (London: The Free Press of Glencoe, Collier MacMillan, 1951, pp.428-73。在他的見解裡，「社會」賦予不同處境的人不同角色，但意思並非人要扮演其角色。他認為病人在社會上得到一些優待，同時也有痊癒和聽從醫囑的義務。就現代人觀點，將聽從醫囑視為義務略帶有父權思想的色彩。另一位美國社會學家大衛・梅查尼奇（David Mechanic）於一九六一年和其後的論述中，闡釋帕森斯對疾病行為的觀念，他提到：「疾病行為包括人如何照顧身體、定義和詮釋症狀、採取治療行為、運用正式醫療體系在內的各種協助。」Mechanic, D., 'Illness Behaviour: An Overview', in *Illness Behavior*, eds. S. McHugh and T.M. Vallis (Boston: Springer, 1986), pp.101-109。精神科醫師艾西・皮羅斯基（Issy Pilowsky）後來提出部分「身心」問題可以從「異常疾病行為」的角度進行分析，像是對自身過度的管理和治療，或反之則是否定疾病的存在。Pilowsky, I., 'Abnormal Illness Behaviour', *British Journal of Medical Psychology*, 42, 1969, pp.347-51。日常生活中就有許多例子，有些人只是打個噴嚏就堅持要臥床休息，也有人以身體健康為榮反而將流感傳染給同事。後續討論納入的新概念是**醫師**的異常行為，一個極端是對小病過度用藥、過度檢驗；另一極端則認為病患都有惡意詐騙或裝病偷懶的嫌疑。

5. 生於腦部和脊髓，因其形狀得名。
6. Kutlubaev, M.A., Xu, Y., Hackett, M.L., *et al.*, 'Dual Diagnosis of Epilepsy and Psychogenic

Nonepileptic Seizures: Systematic Review and Meta-analysis of Frequency, Correlates, and Outcomes. *Epilepsy & Behavior*, 89, 2018, pp.70-8.（此文獻回顧整理數十篇研究與調查，發現最初診斷為功能性或心因性非癲癇性痙攣的病人之中，百分之二十二若以其他方式檢驗會被診斷為癲癇，而如同艾美的功能性痙攣，也會發生在百分之十二的癲癇病患身上。）

7. 關於性虐待或童年創傷與功能性痙攣之間的連結，目前採取的理解角度是「解離」，而非十九世紀的壓抑與轉化理論。所謂解離是指隔絕自我、自當下處境轉移注意力的心理過程，或者切割注意力使特定想法獨立出來（間隔化）。（完整解釋詳見Holmes, E.A., Brown, R.J., Mansell, W., *et al.*, 'Are There Two Qualitatively Distinct Forms of Dissociation? A Review and Some Clinical Implications', *Clinical Psychology Review*, 25, 2005, pp.1-23。）許多人描述自己以這種心理機制對抗創傷經驗，經歷關閉思考到彷彿靈魂出竅般從外部觀看全局之類的現象。事發當時這種反應是為了因應恐懼與痛苦，但之後每次重現傷痛事件時，都有可能再次啟動防衛機制。此外，人格解離患者也有可能是類似情況，他們長期處於疏離狀態（參考第二章）。解離加上間隔化，會導致病人無法控制其行為。見過或經歷過癲癇性痙攣的病人，容易因留有印象而出現功能性痙攣，逃避機制失控後變成獨立病症。

8. 此事件是個很好的例子：功能性障礙成為逃避手段，遭遇無解難題時便會發作。Nicholson, T.R., Aybek, S., Craig, T., *et al.*, 'Life Events and Escape in Conversion Disorder', *Psychological Medicine*, 46, 2016, pp.2617-26。

9. 針對克里斯多弗這種病例需要的跨科團隊可參考：McCormack, R., Moriarty, J., Mellers, J.D., *et al.*, 'Specialist Inpatient Treatment for Severe Motor Conversion Disorder: A Retrospective Comparative Study', *Journal of Neurology Neurosurgery and Psychiatry*, 85, 2014, pp.895-900。

10. 此為胡佛氏徵象（Hoover's Sign），由查爾斯・富蘭克林・胡佛（Charles Franklin Hoover）（1865-1927）於一九〇八年命名發表。胡佛是美國克利夫蘭市醫師，以診斷精準聞名。

11. Nielsen, G., Stone, J., Matthews, A., *et al.*, 'Physiotherapy for Functional Motor Disorders: A Consensus Recommendation', *Journal of Neurology Neurosurgery and Psychiatry*, 86, 2015, pp.1113-19.

12. 跑步也比走路容易。可參考愛丁堡神經科醫師喬恩・史東（Jon Stone）製作的網站（http://neurosymptoms.org/），內有許多治療手法方面的解釋、建議和案例。

13. 艾美這種語言障礙在一八六〇年代由法國外科醫師保羅・布洛卡（Paul Broca）首次提出，當時他就認為語言出自左腦而非右腦，語言表達（說話）受損並不一定影響理解能力。幾年後確實發現語言理解屬於顳葉（及頂葉）稍後側部位，同樣在左腦。布洛卡觀察的病人罹患慢速成長的腦瘤，最後只能發出「坦」這個聲音，於是成為其代號。保存下來的病人腦部樣本經過詳細的磁振造影，報告公諸於世。Dronkers, N.F., Plaisant, O., Iba-Zizen, M.T., *et al.*, 'Paul Broca's Historic Cases: High Resolution MR Imaging of the Brains of Leborgne and Lelong', *Brain*, 130, 2007, pp.1432-41。腦瘤影響的區塊現在就被稱作「布洛卡區」。佛洛伊德專注研究歇斯底里之前，也曾經研究腦損傷造成的語言障礙（失語症），他雖然也是神經學家，卻認為這樣複雜細緻的能力不應該只是由一小塊灰質控制，傾向多區塊串連為網路的結構。Wallesch, C.-W., ‘History of Aphasia: Freud as an Aphasiologist’, *Aphasiology*, 18, 2004, pp.389-99。由此看來，他認為歇斯底里源於病人無法將困擾訴諸語言的理論未必是偶然。

14. 究竟是安慰劑效應，抑或是神經生理學層面上的重啟，我們不得而知。神經精神學家提姆．尼克森（Tim Nicholson）的團隊已經對此展開研究，比對真假兩種穿顱磁刺激在功能性障礙病患身上有何不同，現階段他假設藉由穿顱磁刺激展示肢體運動可能性（相較於新奇的電子設備與白袍專家）是治療成功與否的關鍵。Pollak, T.A., Nicholson, T.R., Edwards, M.J., *et al.*, ‘A Systematic Review of Transcranial Magnetic Stimulation in the Treatment of Functional (Conversion) Neurological Symptoms. *Journal of Neurology Neurosurgery and Psychiatry*, 85, 2014, pp.191-7。

國家圖書館出版品預行編目資料

我們與瘋狂的距離：
一個神經精神病學家面對精神疾患的反省與診療筆記
安東尼·大衛 Anthony David 著　陳岳辰 譯
初版 . -- 臺北市：商周出版：家庭傳媒城邦分公司發行
2020.06　面；　公分
譯自：Into the Abyss: A neuropsychiatrist's notes on troubled minds
ISBN　978-986-477-847-8（平裝）

1. 精神醫學　2. 醫病關係　3. 通俗作品

415.95　　109006222

我們與瘋狂的距離：一個神經精神病學家面對精神疾患的反省與診療筆記

原文書名／Into the Abyss: A neuropsychiatrist's notes on troubled minds
作　　者／安東尼·大衛 Anthony David
譯　　者／陳岳辰
責任編輯／陳玳妮
版　　權／林心紅

行銷業務／周丹蘋、黃崇華
總 編 輯／楊如玉
總 經 理／彭之琬
事業群總經理／黃淑貞
發 行 人／何飛鵬
法律顧問／元禾法律事務所 王子文律師
出　　版／商周出版　城邦文化事業股份有限公司
台北市中山區民生東路二段141號4樓
電話：(02) 25007008　傳眞：(02)25007759
E-mail：bwp.service@cite.com.tw
Blog：http://bwp25007008.pixnet.net/blog
發　　行／英屬蓋曼群島商家庭傳媒股份有限公司城邦分公司
台北市中山區民生東路二段141號2樓
書虫客服服務專線：(02)25007718；(02)25007719
服務時間：週一至週五上午 09:30-12:00；下午 13:30-17:00
24 小時傳眞專線：(02)25001990；(02)25001991
劃撥帳號：19863813；戶名：書虫股份有限公司
讀者服務信箱：service@readingclub.com.tw
歡迎光臨城邦讀書花園　網址：www.cite.com.tw
香港發行所／城邦（香港）出版集團有限公司
香港灣仔駱克道193號東超商業中心1樓
E-mail：hkcite@biznetvigator.com
電話：(852) 25086231　傳眞：(852) 25789337
馬新發行所／城邦（馬新）出版集團【Cite (M) Sdn. Bhd.】
41, Jalan Radin Anum, Bandar Baru Sri Petaling,
57000 Kuala Lumpur, Malaysia.
Tel: (603) 90578822　Fax: (603) 90576622
Email: cite@cite.com.my

封　　面／李東記
排　　版／極翔企業有限公司
印　　刷／韋懋實業有限公司

經 銷 商／聯合發行股份有限公司
電話：(02)2917-8022　傳眞：(02)2911-0053
地址：新北市231新店區寶橋路235巷6弄6號2樓

■2020年6月4日初版
定價360元
Printed in Taiwan

INTO THE ABYSS: A NEUROPSYCHIATRIST'S NOTES ON TROUBLED MINDS
by Anthony David

城邦讀書花園
www.cite.com.tw
 ISBN 978-986-477-847-8

廣　告　回　函
北區郵政管理登記證
北臺字第000791號
郵資已付，免貼郵票

104　台北市民生東路二段141號2樓

英屬蓋曼群島商家庭傳媒股份有限公司城邦分公司　收

請沿虛線對摺，謝謝！

商周出版

書號：BK5158　　書名：我們與瘋狂的距離　　編碼：

請於此處用膠水黏貼

商周出版

讀者回函卡

感謝您購買我們出版的書籍！請費心填寫此回函卡，我們將不定期寄上城邦集團最新的出版訊息。

不定期好禮相贈！
立即加入：商周出版
Facebook 粉絲團

姓名：＿＿＿＿＿＿＿＿＿＿＿＿＿＿＿＿＿＿ 性別：□男 □女

生日：西元＿＿＿＿＿＿＿年＿＿＿＿＿＿＿月＿＿＿＿＿＿＿日

地址：＿＿＿＿＿＿＿＿＿＿＿＿＿＿＿＿＿＿＿＿＿＿＿＿＿＿＿

聯絡電話：＿＿＿＿＿＿＿＿＿＿＿＿ 傳真：＿＿＿＿＿＿＿＿＿＿＿

E-mail ：

學歷：□ 1. 小學 □ 2. 國中 □ 3. 高中 □ 4. 大學 □ 5. 研究所以上

職業：□ 1. 學生 □ 2. 軍公教 □ 3. 服務 □ 4. 金融 □ 5. 製造 □ 6. 資訊
□ 7. 傳播 □ 8. 自由業 □ 9. 農漁牧 □ 10. 家管 □ 11. 退休
□ 12. 其他＿＿＿＿＿＿＿＿＿＿＿＿＿＿＿＿＿＿＿＿＿＿＿＿

您從何種方式得知本書消息？

□ 1. 書店 □ 2. 網路 □ 3. 報紙 □ 4. 雜誌 □ 5. 廣播 □ 6. 電視
□ 7. 親友推薦 □ 8. 其他＿＿＿＿＿＿＿＿＿＿＿＿＿＿＿＿＿＿

您通常以何種方式購書？

□ 1. 書店 □ 2. 網路 □ 3. 傳真訂購 □ 4. 郵局劃撥 □ 5. 其他＿＿＿＿

您喜歡閱讀那些類別的書籍？

□ 1. 財經商業 □ 2. 自然科學 □ 3. 歷史 □ 4. 法律 □ 5. 文學
□ 6. 休閒旅遊 □ 7. 小說 □ 8. 人物傳記 □ 9. 生活、勵志 □ 10. 其他

對我們的建議：＿＿＿＿＿＿＿＿＿＿＿＿＿＿＿＿＿＿＿＿＿＿＿＿＿
＿＿＿＿＿＿＿＿＿＿＿＿＿＿＿＿＿＿＿＿＿＿＿＿＿＿＿＿＿＿＿＿
＿＿＿＿＿＿＿＿＿＿＿＿＿＿＿＿＿＿＿＿＿＿＿＿＿＿＿＿＿＿＿＿

【為提供訂購、行銷、客戶管理或其他合於營業登記項目或章程所定業務之目的，城邦出版人集團（即英屬蓋曼群島商家庭傳媒（股）公司城邦分公司、城邦文化事業（股）公司），於本集團之營運期間及地區內，將以電郵、傳真、電話、簡訊、郵寄或其他公告方式利用您提供之資料（資料類別：C001、C002、C003、C011 等）。利用對象除本集團外，亦可能包括相關服務的協力機構。如您有依個資法第三條或其他需服務之處，得致電本公司客服中心電話 02-25007718 請求協助。相關資料如為非必要項目，不提供亦不影響您的權益。】

1.C001 辨識個人者：如消費者之姓名、地址、電話、電子郵件等資訊。
2.C002 辨識財務者：如信用卡或轉帳帳戶資訊。
3.C003 政府資料中之辨識者：如身分證字號或護照號碼（外國人）。
4.C011 個人描述：如性別、國籍、出生年月日。

請於此處用膠水黏貼